Heike Führ wurde 1962 in Mainz geboren, ist verheiratet und hat zwei erwachsene Kinder und Schwiegerkinder - seit sechs Jahren lebt Seelenhund Smiley bei ihr und ihrem Mann.

Sie ist seit 1994 an Multiple Sklerose erkrankt und führt zur Information darüber eine Webseite, sowie eine gleichnamige sehr lebendig laufende Facebook-Seite. Sie ist mittlerweile eine routinierte und erfolgreiche Bloggerin und arbeitet für mehrere Projekte.

Als Autorin hat sie bereits 17 MS-Begleitbücher, 2 Kinderbücher, ein „Glücks-Buch" und ein „Freundschafts-Buch", sowie Kochbücher, u.a. „LOW CARB für UNTERWEGS" geschrieben.

Heike Führ ist ausgebildete Erzieherin mit vielen pädagogischen und psychologischen Fort- und Weiterbildungen mit dem Schwerpunkt „Pädagogische Psychologie". Sie belegte auch mehrere Kurse für „Yoga mit Kindern". Diese intensive Zeit und ihr pädagogisches Wissen prägen auch ihr Schreiben.

Seit gut drei Jahren nimmt sie täglich CBD-Öl ein und ist begeistert davon.

http://multiple-arts.com/

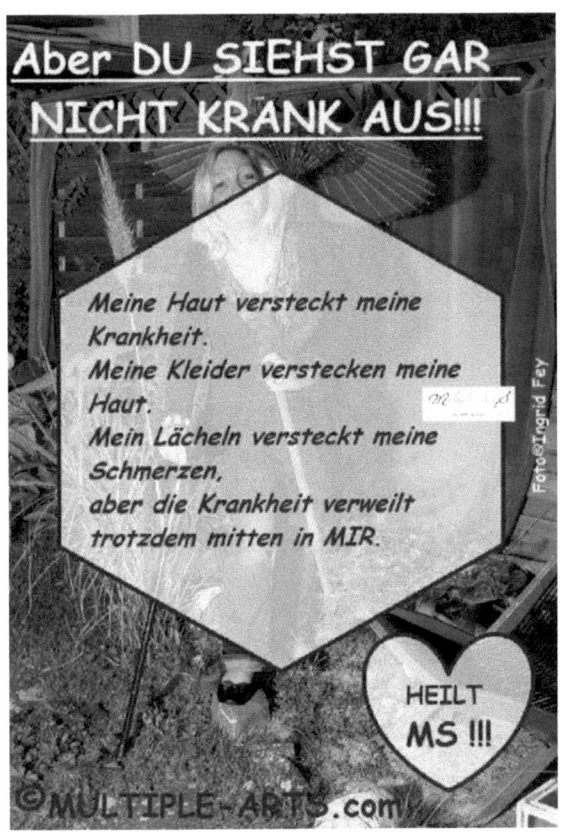

Aber DU SIEHST GAR NICHT KRANK AUS!!!

Meine Haut versteckt meine Krankheit.
Meine Kleider verstecken meine Haut.
Mein Lächeln versteckt meine Schmerzen,
aber die Krankheit verweilt trotzdem mitten in MIR.

Foto©Ingrid Fey

HEILT MS !!!

©MULTIPLE-ARTS.com

Heike Führ

FATIGUE
und
Uhthoff-Phänomen

MULTIPLE SKLEROSE

Wertvolle Infos, Grafiken, Texte
und „Erklär-Material"

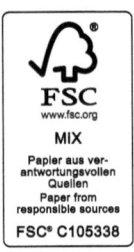

> FATIGUE und Uhthoff-Phänomen <

© 2020 Heike Führ

Originalausgabe Juni 2020

© 2020 Herstellung und Verlag:

BoD – Books on Demand, Norderstedt

ISBN: 9783751957182

© 2020 Satz, Layout: Heike Führ

Cover-Foto: istock / ID: 1159994566

Bibliografische Information der Deutschen Nationalbibliothek: Die Deutsche Nationalbibliothek verzeichnet diese Publikation in der Deutschen Nationalbibliografie; detaillierte bibliografische Daten sind im Internet über http://dnb.de abrufbar. Printed in Germany

INHALTSVERZEICHNIS

Vorwort

Multiple Sklerose ist die Krankheit mit den 1000 Gesichtern! Und die Krankheit der vielen UNSICHTBAREN Symptome - wie Fatigue und das Uhthoff-Phänomen.

Bei jedem MS`ler verläuft die MS unterschiedlich, beginnt zu verschiedenen Zeitpunkten und hat wirklich bei jedem Betroffenen ein anderes Gesicht und doch gibt es Gemeinsamkeiten und Überschneidungen.

In diesem Buch gehe ich auf zwei bedeutende Symptome der MS ein, die noch dazu unsichtbar sind.

Und gerade diese unsichtbaren Symptome schränken das Leben eines MS`lers - sogar gerade wegen der Nicht-Sichtbarkeit - auf unterschiedlichen Ebenen häufig besonders ein.

Dass man einige Symptome nicht sieht, ist „Fluch und Segen". Segen ist es dann, wenn man dem Betroffenen - wenn dieser es nicht möchte - seine Behinderung nicht ansieht, was in vielen Fällen von Vorteil ist. Fluch ist es dann, wenn man es nicht sieht, es dem Betroffenen aber sehr schlecht geht und er immer und immer wieder erklären muss, wie unangenehm er sich gerade fühlt. Die Kraft, die man dafür aufbringen muss, steht oft in keinem Verhältnis zur eigentlichen Grunderkrankung – sie lähmt zusätzlich und häufig ist dieses Dilemma dann auch verletzend für den Kranken.

So kann die Grunderkrankung, wie in meinem Fall, eher mild verlaufen, während die Fatigue so stark ausgeprägt ist, dass SIE meinen Alltag behindert und meine Lebensqualität massiv einschränkt.

Ich selbst bin wirklich schon „Opfer" der unsichtbaren Symptome geworden. Meine hauptsächlichen (und vor allem nicht sichtbaren) Symptome sind die Fatigue und das Uhthoff-Syndrom. Sie belasten meinen Alltag teilweise so allumgreifend und zerstörerisch, dass ich mittlerweile die volle Erwerbsminderungsrente erhalten habe und mein Leben nach diesen beiden Symptomen ausrichten muss. Ich lasse mich nicht von ihnen dominieren - das sollte man nicht falsch verstehen - aber ich habe gelernt, meinen Alltag so zu gestalten, dass ich beide Symptome so gut wie möglich integrieren kann.

Für mich ist es sehr schlimm, wenn ich immer wieder erklären muss, WIE behindert ich bin, wie schlecht es mir geht, denn ich möchte eigentlich nur eins: gesund sein!

Aus diesem Grund ist es mir ein Anliegen, noch einmal gesondert auf diese beiden unsichtbaren Symptome aufmerksam zu machen.

Und auch Angehörige, die mit uns zusammenleben oder mit uns gemeinsam eine Freundschaft pflegen, tragen diese Krankheit - jeder auf seine Weise - genauso mit. Sie sind ebenfalls betroffen, denn uns gibt es nur mit dieser Krankheit. Uns gibt es nur mit all diesen Symptomen und Einschränkungen.

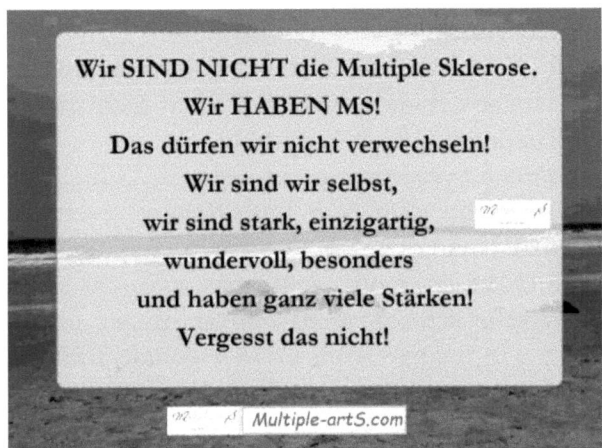

Wir sind nicht die MS, ganz sicher nicht, denn wir möchten authentisch und selbstbestimmt sein und bleiben, aber diese Krankheit begleitet uns unweigerlich und nimmt Einfluss auf unser Leben und das derjenigen, die uns begleiten. Seien es die Partner, Kinder, Eltern, Freunde, Nachbarn oder Kollegen. Jeder, der mit uns zu tun hat, wird auch gleichzeitig mit der MS konfrontiert und muss genauso wie die Betroffenen lernen, damit für sich sinnvoll umzugehen.

All diesen Angehörigen gehört mein größter Respekt.

Im Falle der unsichtbaren Symptome ist es enorm wichtig, dass uns genau diese Angehörigen GLAUBEN, wenn wir sagen, dass es uns nicht gut geht. Wir sind darauf angewiesen, dass man uns „ohne Wenn und Aber" glaubt und auch sofort. Ein Fatigue-Anfall (abnorme Erschöpfung) bedarf der UNMITTELBAREN Hilfe. Zum Beispiel in der Form, dass man schnell einen Ruheplatz für mich findet, einen Stuhl, ein kaltes Getränk oder Ähnliches!

Dieses Verstehen, Glauben und Darauf-Einstellen sind für uns ganz wichtige Facetten. Sie tun uns in diesem Moment der Hilfsbedürftigkeit gut und sie tun unserer Seele gut, denn wenn wir VERSTEHEN und Mitgefühl spüren, dann ist uns schon einmal eine sehr große Last genommen.

Genauso wichtig ist es allerdings, dass wir Betroffene klar und deutlich äußern, wenn es uns nicht gut geht. Denn da man es uns eventuell wirklich nicht ansieht, sind Angehörige darauf angewiesen, dass wir es ihnen SAGEN!

Was mir für dieses Buch noch sehr wichtig ist: all meine Schilderungen und Texte sind zwar aus medizinischer Sicht richtig, aber sie ersetzen keine Fach-Information! Es sind emotionale Texte, die MICH betreffen, meine Form der MS, mein Empfinden und die meine Ausdrucksweise wiedergeben.

Außerdem möchte ich niemandem zu nahetreten, der mit sichtbaren Symptomen lebt. Denn diese auszuhalten, mit ihnen umzugehen, zu leben und sie anzunehmen, ist auf einer anderen Ebene schwer und kann das Leben desjenigen noch erheblich mehr beeinträchtigen, als zum Beispiel mich und meine Form der MS.

Durch meine großen Erfahrungen mit meinem Blog und der Facebook-Seite, durch viele Mails und Feedback zu meinen anderen Büchern weiß ich, dass es viel schlimmere Symptome gibt, als ich sie habe. Ich ziehe vor jedem MS'ler, der einen schweren Kampf Tag für Tag erlebt, (weil ihm vielleicht das körperliche Aufstehen alleine nicht gelingt, oder er auf Pflege angewiesen ist) wirklich „meinen Hut"! Ich bewundere Euch und möchte Euch keinesfalls mit meinen Ausführungen hier verletzen. Sicherlich ist der ein oder andere dabei, der sich sagt, er hätte gerne nur meine Sorgen. Das verstehe ich vollkommen.

Mein Buch kann ich aber nur authentisch schreiben, wenn ich von MIR ausgehe. Deshalb kann ich auch nur die Gefühle beschreiben, die ICH erlebe und bitte deshalb um Verständnis darum.

Ich habe die „Geschichten", die ich zum jeweiligen Thema schrieb, immer mit einem * in der Überschrift gekennzeichnet. So fällt es beim Lesen leichter, die fachlichen Informationen von meinen Texten zu unterscheiden. Und da es in sich abgeschlossene Texte sind, kann es auch einmal zu „Wiederholungen" kommen. Ich habe mich bemüht, diese zu vermeiden, aber mancher Sinn würde entfremdet, wenn ich sie völlig herauslasse.

Sobald ein Außenstehender hört, dass ich MS habe, ist zwangsläufig die erste Bemerkung: „Du kannst aber doch recht gut laufen!". Ich weiß nicht, ob das ein Vorwurf sein soll oder einfach eine Phrase. Vermutlich Letzteres. Besser macht es das für mich in diesem Augenblick so oder so nicht. Da ich weiß, dass es vielen Betroffenen genauso ergeht, ist es mein Bedürfnis, diese nicht sichtbaren Symptome der Öffentlichkeit erklärbar zu machen. Die Verzweiflung, die ich in solchen Momenten manchmal in mir trage, spiegelt sich sicherlich in meinen Texten wider. Ich bin mir sicher, dass sich viele Leser auch hier wiedererkennen werden.

Denn selbst Insider begreifen oft nicht das zerstörende Ausmaß einer Fatigue oder auch des Uhthoff-Phänomens.

Und immer wieder stellen wir alle fest, dass scheinbar diese beiden Symptome die „Geister scheiden": Nur ein SELBST-Betroffener kann 100%ig nachvollziehen, was Fatigue wirklich IST und bedeutet.

Umgekehrt weiß ich, dass ich nie 100%ig andere Störungen nachvollziehen kann, die ich bei meiner Form der MS nicht kenne.

Und somit kämpfe ich für Offenheit, Transparenz und Inklusion auf vielen Ebenen, in vielen Bereichen und schreibe mir und vielen Betroffenen deshalb meine Geschichten von der Seele.

Dieses Buch beinhaltet theoretische Informationen rund um die Fatigue und das Uhthoff-Phänomen, sowie emotionale erklärende Texte zu diesen Themen und der MS im Allgemeinen. Auch meine Grafiken, die Vieles nochmal verdeutlichen, füge ich bei.

Ich wünsche allen Lesern viel Freude und Wiedererkennen mit dem Buch und allen Angehörigen ein wachsendes Verständnis.

FATIGUE, Lassitude/Mattigkeit

Dass Fatigue nicht mit Worten zu beschreiben ist, ist längst bekannt. Dieser abnorme Zustand ist so schwerwiegend, dass man ihn selbst beim Spüren kaum in Worte fassen kann. Man leidet, man ist einfach nur bodenlos und grenzenlos erschöpft – einer Ohnmacht nahe!!!

Lassitude/Mattigkeit wird im englischsprachigen Raum oft nochmals differenziert zur Fatigue betrachtet. Im Endeffekt macht all dies die Fatigue aus und mündet einfach in einer Fatigue.

Fatigue und Müdigkeit sind die häufigsten Symptome der Multiplen Sklerose (MS). Untersuchungen zeigen, dass bis zu 80-90 Prozent der Patienten mit MS damit zu tun haben.

Fatigue kann in allen Stadien der Krankheit auftreten. Egal wie gut man schläft oder wie gut und leicht man versucht es zu handhaben – man ist einfach immer müde und abgrundtief erschöpft. Mit immer meine ich: IMMER!

Und noch einige Menschen mit MS haben eine Lassitude/Mattigkeit/Trägheit, die normalerweise täglich auftritt - unabhängig davon, wie gut man geschlafen hat! Sie wird vor allem tendenziell schlechter, wenn der Tag voranschreitet.

Diese Form der Fatigue - Lassitude - ist einzigartig für Menschen mit Multipler Sklerose. Die Ursache ist leider noch immer nicht bekannt, aber es gibt spezifische Eigenschaften, die helfen, sie getrennt zu definieren als „Basis- MS-Müdigkeit". Lassitude tritt normalerweise täglich auf und wirklich unabhängig davon, wie gut man geschlafen hat. Lassitude ist eine überwältigende Müdigkeit, die ohne ersichtlichen Grund kommt. (1)

Ich behandle die beiden Formen anfangs getrennt, aber sie zeigen beide das Gleiche auf: eine abnorme Erschöpfung, die willentlich nicht überwindbar ist!

Die Bezeichnung **Fatigue** (französisch; deutsch: Müdigkeit oder Erschöpfung), auch **Fatigue-Syndrom**, wurde 2000 von Gregory Curt definiert als „signifikante Müdigkeit, erschöpfte Kraftreserven oder erhöhtes Ruhebedürfnis, disproportional zu allen kürzlich vorangegangenen Anstrengungen". (https://de.wikipedia.org/wiki/Fatigue)

Müdigkeit, die eine direkte Folge von MS ist, gibt es in zwei Varianten: Mattigkeit und Nervenfaserermüdung (1). Mattigkeit ist eine überwältigende Müdigkeit, die ohne ersichtlichen Grund auftritt. Sie wird oft als „Schwimmen in einem Pelzmantel" beschrieben. Andere sagen, es fühlt sich an, als hätte jemand eine Bleidecke über sie geworfen.

Die MS-Müdigkeit unterscheidet sich enorm von normaler Müdigkeit. Einige Menschen mit MS beschreiben die Müdigkeit als das Gefühl, dass sie beschwert wurden (mit „Blei behangen") und dass jede Bewegung schwierig, schmerzhaft oder ungeschickt sei. Andere beschreiben es als das Gefühl eines extremen Jetlags oder als Kater, der nicht verschwindet. Für andere ist diese Müdigkeit auch noch mentaler Art (Konzentrationsschwierigkeiten und so weiter).

Lassitude: Müdigkeit, Ermüdung, Mattigkeit, Trägheit, Lustlosigkeit, Überdruss, Ermattung, Lethargie, Abgeschlagenheit, Niedergeschlagenheit.

➢ Mattigkeit ist ein Zustand von Müdigkeit, Trägheit oder mangelndem Interesse.
➢ Mattigkeit ist auch eine Art Lustlosigkeit oder Gleichgültigkeit aufgrund von Müdigkeit oder schlechter Gesundheit.
➢ Lassitude ist: Müdigkeit von Körper oder Geist durch Anspannung, drückendes Klima und Vielem mehr, sowie ein Energiemangel.

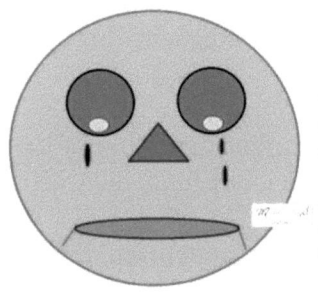

FATIGUE

Bis zu 90 Prozent der Betroffenen mit Multipler Sklerose klagen über eine erheblich belastende Fatigue.
Dies ist eine unkontrollierbare Erschöpfung, die die beruflichen und sozialen Aktivitäten der Patienten stark beeinflusst und häufig zur Aufgabe der Berufstätigkeit führt.
Ein großer Teil der Betroffenen mit MS benennt Fatigue sogar als eines der Symptome, das sie am meisten belastet.
Quelle: http://www.emed-ms.de/index.php?id=533&backPID=433&tt_news=2931

Multiple-artS.com

Fatigue und Mattigkeit können das Leben von Betroffenen (und deren Angehörigen) massiv beeinflussen und die Lebensqualität enorm senken. Wichtig ist es deshalb, dass man versucht, alle Faktoren zu beseitigen, die zu dieser abnormen Müdigkeit beitragen oder sie begünstigen. Deshalb nochmals als Erklärung:

✓ **Es wird angenommen, dass die schreckliche Mattigkeit auf eine schlechte Nervenleitung zurückzuführen ist, die durch eine Schädigung des Myelins um die Nervenfasern im Zentralnervensystem (ZNS) verursacht wird. Aufgrund der Demyelinisierung muss der Körper härter arbeiten, um Nachrichten zwischen dem Gehirn und anderen Körperteilen zu übertragen.**

Im Gegensatz zu normaler Müdigkeit neigt die MS-Mattigkeit dazu, plötzlich aufzutreten, tritt in der Regel täglich oder mehrmals täglich auf, kann zu jeder Tageszeit auftreten (auch direkt nach einer erholsamen Nachtruhe) und steigt im Allgemeinen im Laufe des Tages. Durch Hitze und Feuchtigkeit kann sie sich zudem vorübergehend noch verschlechtern. Da versteht es sich von selbst, dass die Wahrscheinlichkeit, dass dieser Zustand alltägliche Aktivitäten zu stören vermag und noch dazu auch traurig macht! (1)

Fatigue stellt eine **krankhafte** Ermüdung dar, die den MS`ler ganz extrem belasten kann. Diese Art der Erschöpfung lässt sich durch normale Erholungsmechanismen **nicht** beheben. Auch Schlaf führt nicht zur Regeneration. Fatigue lässt sich nicht auf eine Ursache reduzieren, man spricht von einem multifaktoriellen oder auch multikausalen Geschehen.

Krank und müde: Die wörtliche und bildliche Bedeutung von Mattigkeit

Mattigkeit und Müdigkeit bilden ein interessantes Paar. Wie bei vielen synonymen Wortpaaren im Englischen ist eines der Wörter aus dem Lateinischen und das andere aus dem Altenglischen abgeleitet. Obwohl beide „den Zustand der Müdigkeit" bedeuten, werden sie auf unterschiedliche Weise verwendet. Nach einem gemeinsamen Muster wird das lateinische Wort in der Regel in technischen, medizinischen und formalen Schriften verwendet, und das vom Altenglischen abgeleitete Wort wird verwendet, wenn auf physische, emotionale und spirituelle Qualitäten Bezug genommen wird.

Mattigkeit kommt vom lateinischen Wort Lassus und bedeutet „müde". Im Französischen bedeutet das Wort las (männlich) oder lasse (weiblich) „müde/ermüdend" oder „müde", und die Redewendung „être las de" bedeutet „krank und müde sein". Dies führte zu einem anderen englischen Wort mit derselben Wurzel: leider ein Wort, das Traurigkeit oder Enttäuschung ausdrückt, aber auch ein gewisses Maß an Müdigkeit und Resignation vermittelt. (2)

(1) https://www.dummies.com/health/diseases/multiple-sclerosis-what-is-lassitude/
(2) ww.merriam-webster.com/dictionary/lassitude#synonyms

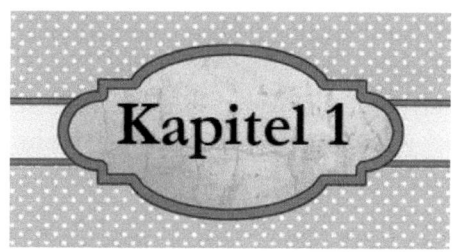

Multiple Sklerose

Mein Name ist MS! Darf ich mich vorstellen?

Mein Name ist MS! Darf ich mich vorstellen?

Diejenigen, die mit mir zu tun haben, kennen mich ja bereits:

Mein Name ist **Multiple Sklerose**, mein Kurzname ist MS und meine Spitznamen sind vielfältig. Von **M**ist**S**tück, über **M**iese **S**auerei oder **M**eine **S**ache ist so Einiges dabei. Jeder hat seine eigene Beziehung zu mir und je nachdem wie er mit mir umgeht, benennt er mich auch.

Die Ärzte, meist Neurologen, nennen mich Enzephalomyelitis disseminata.

Und ich gebe zu, so lang und unmöglich dieser lateinische Name ist, so unmöglich benehme ich mich auch häufig. Es ist meine Lebensaufgabe, sozusagen mein Job, es dem Körper, in dem ich heimisch bin, schwer zu machen. Deshalb mag mich eigentlich auch niemand. Aber irgendeinen Bösewicht gibt es schließlich überall. Ein Geheimagent bin ich übrigens auch, da ich oft im Untergrund arbeite und agiere! In den Diensten der Pharmaindustrie!

Warum es mich gibt, weiß eigentlich niemand so genau. Es wird geforscht und gesucht, aber: so schnell kommt mir keiner auf die Schliche und so lange kann ich unbehindert wüten.

Manche Menschen versuchen mit Medikamenten, die sehr heftig sind und schwere Nebenwirkungen haben, gegen mich anzukämpfen. Wieder andere sind der Meinung, dass mir einfach nicht bei zu kommen ist und sie verzichten auf Arzneien. Bei manchen Körpern helfen sie, bei anderen gar nicht.

Worüber sich aber alle einig sind ist, dass ich nie schlafe. Ich bin ein Nimmersatt und immer wach. Ich bin nicht immer aktiv, aber ich bin da – mal leiser, mal lauter.

Und worüber sich auch alle einig sind ist, dass ich eine entzündliche Erkrankung des zentralen Nervensystems bin. Naja, sollen sie doch alle noch weiter forschen – ich bin da und zeige das meinem Besitzer auch.

Und weil ich ja sehr kreativ und einfallsreich bin, zeige ich auch nicht nur ein Gesicht, sondern tausend Gesichter, die meine Besitzerin **Fratzen** nennt, weil sie so vielschichtig und gemein sind.

Da ich sehr unberechenbar bin, schlage ich auch bei jedem Besitzer anders zu. Manche verfrachte ich direkt in den Rollstuhl, wieder andere lasse ich unter einer chronischen und anfallsartigen Erschöpfung (Fatigue) leiden und dem Nächsten verpasse ich Inkontinenz.

Manche MS-Besitzer sehen gar nicht krank oder behindert aus. Sie sagen dann immer, das sei Fluch und Segen. Fluch, weil man ihnen nicht ansieht, wenn es ihnen so richtig dreckig geht, sie Schmerzen haben oder völlig ausgelaugt sind; Segen, weil sie mich dann manchmal verleugnen können. Aber nur kurz, dafür sorge ich schon!!!

Ich bin wirklich ein Multi-Talent und vielseitig begabt. In der „freien Wirtschaft" würde man mich mit Sicherheit zum Manager befördern. Geheimagent 007 sozusagen!

Ich biete nämlich ALLES: Zittern; Sehstörungen, sogar Erblindung der Augen; taube Gliedmaßen; Koordinations- und Gleichgewichtsstörungen; Probleme beim Stehen und Laufen, Inkontinenz, Spastiken; Schwindel; Kribbeln überall; Schmerzen verschiedenster Art; fies brennende Haut; kognitive Leistungsstörungen, wie Erinnerungsverlust, keine Konzentration, Vergesslichkeit uvm.; Kraftlosigkeit; Depressionen; bleischwere Beine (oder auch Arme/Kopf...); Schlafstörungen (zum Beispiel erhöhte Müdigkeit, oder Ein- und Durchschlafprobleme); Sprachstörungen; Gleichgewichtsprobleme, oder ich lasse meine Menschen stolpern und hinfallen – oder ich mache ihre Hände so schwach, dass ihnen ununterbrochen etwas aus der Hand fällt. Mein Mensch hat dann auch manchmal das Gefühl, er würde auf Watte laufen, was aber nicht angenehm ist, sondern sehr verunsichernd. Vielleicht kann er keine Kleidung auf der Haut ertragen, weil die Nervenleitungen fehlgeleitet sind und er es als nicht auszuhaltende Einengung mit Schmerzen empfindet. Stechen auf der Haut, das gibt es auch oft.

Ach, und was meine Besitzerin sehr plagt, das ist die Reizüberflutung. Sie kann einfach nicht mehr so viele Reize gleichzeitig aufnehmen. Sie sagt dann immer, dass sie „verrückt" würde – naja, sie übertreibt, aber ich treibe sie damit schon in den Wahnsinn. Sie sieht dann plötzlich nichts mehr, kann sich kaum noch aufrecht halten. Meine Güte, die stellt sich aber auch an!!! Sie muss sich dann immer gleich hinlegen. Naja, da habe ich meinen Job und Auftrag wohl gründlich erledigt! Ich bin tückisch und einfallsreich und mir fallen auch immer wieder neue Kapriolen ein. Niemand kann sich darauf verlassen, dass ein Symptom so bleibt, wieder weggeht, sondern es wird eher schlimmer!

Und manchen Menschen verderbe ich noch den Spaß beim Sex, weil sie Vieles nicht mehr spüren oder ertragen können!

UND: mich bekommt man niemals mehr los. Wenn ich einmal da war und von dem menschlichen Körper Besitz genommen habe, dann bin ich stur und bleibe. Ein Stubenhocker sozusagen, der als ungebetener Gast sehr aufdringlich ist. Mir gefällt mein Dasein. Oft bringe ich auch noch „Herrn Uhthoff" mit, der gerade bei Wärme sehr heftige Auswirkungen auf den Körper meiner Besitzerin hat.

„Frau Fatigue" habe ich auch immer im Gepäck, das macht es interessanter.

Manchmal habe ich ein klein wenig ein schlechtes Gewissen, weil ich weiß, dass ich meinem Menschen das Leben zur Hölle machen kann. Er leidet. Er leidet, egal ob es sichtbare oder unsichtbare Symptome sind.

Diese Menschen brauchen viel Mitgefühl von Anderen.

Wenn sie liebevolle Hilfe, Beachtung und Respekt entgegengebracht bekommen, geht es ihnen etwas besser. Je nach meiner Laune, verhalte ich mich dann still, oder zeige dem Körper doch mal, wer der Herr im Hause ist. Das kann mein Mensch auch niemals abschätzen. Diese Überraschung behalte ich mir für ihn vor. Sicher kann er sich nie fühlen und das macht ihm Angst und macht ihn traurig.

Das ist mir egal, denn ich hinterlasse gerne bleibende Schäden und Verzweiflung, manchmal gar Traumata.

Auf Eines habe ich aber verzichtet, das habe ich nicht nötig: **ich bin nicht ansteckend!!!**

Und man kann mit mir auch genauso lange leben, wie ohne mich. Ich mache das Leben des Besitzers nur viel anstrengender: das ist schließlich mein Job und den nehme ich ernst!

Ich lasse mich auch nicht auf Kleinigkeiten herab – ich bin dominierend und mein Mensch spürt das.

Die Schutzhüllen der Nervenfasern, die ich unwiederbringlich zerstört habe, sind kaputt – da hilft keine Reparatur. Manche knabbere ich sie nur an – wenn ich gnädig bin.

Mein Mensch muss zur Kontrolle, ob ich wieder etwas Neues zerstört und hässliche Narben hinterlassen habe, ab und zu ins MRT! Aber ich bin schlau: auch dort sieht man nicht immer, wenn ich mal wieder gewütet habe. Mit mir ist es schließlich nicht einfach – das war nicht mein Auftrag! Mein Auftrag lautet eine lebenslange Gefangenschaft – gefangen ist der Mensch in seinem Körper mit meinen Zerstörungen.

Was ich noch erwähnen möchte: ich bin nicht „Muskelschwund", ich bin nicht „Irgendwer", ich bin nicht harmlos: ICH BIN MS – im Auftrag des Bösen und wenn es jemanden nicht so sehr erwischt hat, dann darf er sich freuen, denn ich kann nicht überall gleichzeitig sein! Manchmal vergesse ich auch jemanden – aber bitte nicht darauf ausruhen, sonst räche ich mich!

In diesem Sinne,
einen königlichen Gruß,
MS

MS – ein Statement

Alles, was ein MS`ler tut, kostet ihn zigmal so viel Energie, wie einen Gesunden.

Ich habe dies auf einem Vortrag gelernt. Je nachdem, wo die Entzündungsherde sitzen und je nachdem, was jeweils betroffen ist, kann es sein, dass **mehrere Regionen** im Gehirn bei nur **EINER Aufgabe gleichzeitig arbeiten.**

Das heißt, wenn man spricht, arbeitet dann zum Beispiel das „Rechenzentrum" ebenfalls und umgekehrt. So verläuft das mit anderen Zentren ebenfalls. Deshalb ist für einen MS`ler ein Spaziergang und gleichzeitig eine Unterhaltung zu führen auch oft nur kurzzeitig möglich, weil es einfach viel zu viel „Hirnleistung" kostet. Ein Gesunder läuft, ohne, dass es für sein Gehirn anstrengend ist, weil es automatisch passiert. Ein betroffener MS`ler kann das schon nicht mehr automatisch tun. Dabei dann noch zu sprechen, ist für ein betroffenes MS-Gehirn dann Höchstleistung! Das bedeutet also, dass ein MS`ler eine mehrfach erhöhte „ARBEIT", das heißt Kraft und Energie aufwenden muss, um nur eine einzige Kleinigkeit zu tun. Deshalb ist er auch deutlich schneller erschöpft als ein Gesunder.

Wenn dann noch Fatigue oder andere Symptome hinzukommen, kann man sich ausrechnen, wie schnell ein Betroffener erschöpft sein muss und es ist ein Wunder, dass er seinen Tag schafft und sich den Umständen anpasst. Ein 12-Stunden-Tag ist für einen MS`ler also so, als wenn ein Gesunder mehrere Nächte durchmachen würde. Und das nicht nur einmal, sondern IMMER.

Eine Vorlesung etwa, eine Familienfeier oder ein Treffen im Freundeskreis unter diesem Gesichtspunkt betrachtet, ist Höchstleistung für einen an Multiple Sklerose Erkrankten. Wenn man an einen Arbeitstag denkt und die acht Stunden Arbeitszeit ungefähr verfünffacht, kann sich ein Gesunder vielleicht vorstellen, welch Kraftaufwand wir täglich betreiben und wie diszipliniert und auch ergeben wir uns dem fügen und fügen müssen.

Diese Erklärung habe ich ganz laienhaft wieder gegeben - ich habe sie zwar fachlich kontrollieren lassen, aber ich möchte in keiner Weise die Lehrbücher neu schreiben. Ich fand diese Erklärung eines Professors während eines Reha-Aufenthaltes nur sehr erklärend für Nicht-

Mediziner/Laien und Betroffene. Man möge es mir verzeihen, wenn Kleinigkeiten nicht 100%ig stimmen. Wichtig ist die Aussage, dass unser MS-Gehirn nicht mehr so arbeiten kann, wie das eines Gesunden und dass dies auch oft der Grund für unsere schnellere und abgrundtiefe Erschöpfung ist.

*Mit Worten kann man MS kaum beschreiben ...

Mit Worten zu beschreiben, wie sich MS anfühlt, ist schwer, denn Worte bedeuten plötzlich nicht mehr das, wofür man ihre eigentliche Bedeutung kennt.

WIR fühlen diese zum Teil unsichtbaren Symptome allerdings; wir spüren sie mit all ihrer Macht – aber man SIEHT sie womöglich nicht.

Ich sehe aus, wie das blühende Leben, voll strotzender Gesundheit und doch fühle ich mich oft von meinem Körper getrennt, isoliert und im Stich gelassen.

Das Gleiche erleben Menschen, die beispielsweise an Fibromyalgie, Lupus, Depressionen oder auch Diabetes erkrankt sind.

Und gleichzeitig überlege ich, wie es wohl aussehen und wirken würde, wenn ich mich tatsächlich spontan einmal meinem „jetzigen" Zustand hingeben und mich auf den Fußboden legen würde, um mich auszuruhen. Oder wenn ich mich in eine Ecke setzen würde, um meine Schmerzen auszuhalten, meine Augen zuhalten würde, weil ich die Reizüberflutung gerade nicht ertragen kann, sowie meine Ohren zuhalten würde, weil mir gerade ALLES zu viel ist: zu laut, zu hektisch, einfach zu VIEL!

Da ich mich nicht blamieren möchte, tue ich diese Dinge natürlich nicht, aber es kostet mich so unendlich viel Kraft, nach außen hin weiter zu funktionieren.

Und genau das macht es so schwer, es Außenstehenden und auch der Familie und Freunden zu erklären: ich sehe gesund und fit aus, ich wirke nicht kränklich und doch geht es mir eventuell nicht gut.

Ich lache, ich scherze... und all das nur, weil ich LEBEN möchte. Ich möchte am Leben teilhaben. Und meine Worte können nicht im Geringsten beschreiben, was ich wirklich fühle.

Deshalb ist es so schwierig für mich, meine Gefühle zu erklären. Wie sollen aber meine Familie, meine Freunde und Kollegen verstehen und begreifen, wie krank ich bin. Ich weiß, dass kaum jemand das Ausmaß begreifen *kann*, dass die Worte, mit denen ich das alles versuche zu beschreiben, nicht erklären können, was ich *spüre*.

Aber man kann versuchen, seine Symptome zu definieren, sachlich begreifbar zu machen.

Hier ein paar Beispiele:

Fatigue: dies ist eine abnorme Erschöpfbarkeit und Erschöpfung, aber sie ist nicht mit dem normalen MÜDE-Sein zu vergleichen, wie es jeder kennt.

Es ist ein abgrundtief schlimmer Zustand, er hebelt Dich aus und bringt Dir Gefühle von Ohnmacht, Hilflosigkeit und extremer Eingeschränktheit.

Kribbeln/Missempfindungen: dies fühlt sich an wie eine elektrisierte Feder, die ununterbrochen an der Innenseite meiner Haut kitzelt. Oder aber wie „eingeschlafene Füße" – aber über den ganzen Tag hinweg.

Sie wachen aber nicht auf. – das ist der Unterschied.

Eigentlich ist dies ein Symptom, das nicht schmerzt, und doch ist es unerträglich. Manchmal reibe ich über diese Körperstellen, in der Hoffnung, es würde aufhören. Aber äußere Faktoren beeinflussen dieses Symptom eher selten.

Nadeln: manchmal fühlt man „Nadelstiche" in den Fußsohlen oder anderen Hautregionen. Es ist wirklich so, wie wenn man auf ein Nadelkissen tritt. Manche MS`ler haben es so stark, dass sie die Schmerzen kaum aushalten, weil sie, anstatt abzuebben, sich über den Tag hinaus eher noch erhöhen.

Taubheit ist ein höchst beunruhigendes Gefühl. Ich sehe meine Hände und doch fühle ich sie nicht. Ich versuche ein Glas Wasser zu halten und schaffe es auch – aber ich weiß nicht, wie … Es fällt mir auch meistens aus der Hand.

Ich sehe meine Beine, aber ich spüre meine Oberschenkel nicht. Dies kann von Sekunden über Tage und Wochen so gehen. Mit viel Pech versteifen sich auch noch alle Muskeln.

Man kann manchmal mit viel Humor über dieses Symptom hinweggehen, aber wenn einem zum wiederholten Mal ein Glas Honig aus der Hand fällt und man mit tauben Händen auch noch den Fußboden aufwischen muss und nicht spürt, wenn man in Scherben fasst – dann hört der Spaß auf.

Genauso ist es auch mit dem Stolpern, wenn die Beine taub sind: solange man sich nicht auf die Nase legt und verletzt, kann man noch schmunzeln.

Hitze: Stelle Dir vor, Du warst joggen, bist völlig überhitzt und ausgebrannt; stelle Dir vor, dass Du dazu noch eine Grippe hast. Du brauchst einige Zeit, um wieder abzukühlen und um Dich auszuruhen: Dieses Gefühl haben wir aber permanent – es nutzt kein Ausruhen und Abkühlen, denn wir haben dieses unangenehme Symptom (unter Umständen auch „Uhthoff Phänomen" genannt), von morgens bis abends – auch, wenn wir „nur" auf der Couch liegen. Meine Körpertemperatur schwankt ständig: entweder ist es mir so heiß, dass ich fast „dampfe", oder aber die Temperatur sinkt (manchmal auch plötzlich) und ich fühle mich extrem matt.

Frieren: manchmal habe ich das Gefühl, dass mich meine Sinne anschwindeln. Denn ich kann diese Hitze –Kälte-Intoleranz selten vorhersagen.

Manchmal habe ich ein Gefühl von völliger Kälte in mir. Es ist, wie mit einem Eimer Eiswasser übergossen zu werden – aber nicht äußerlich, sondern INNERLICH – auf der Innenseite meiner Haut. Mit viel Glück betrifft es nur einzelne Gliedmaßen meines Körpers, aber es kann auch den kompletten Körper „überfallen"! Und es hat nichts mit externen Temperaturen zu tun — das Gleiche könnte passieren, wenn ich vor einer Heizung säße.

Schlafstörungen / Müdigkeit: Es gibt keine Worte für diese Art der Müdigkeit. Ein „guter" Schlaf bedeutet erst einmal gar nichts. Selbst eine Woche nur im Bett zu ruhen, würde nichts verändern. Vielleicht so: Sich elend fühlen, krank und ausgewrungen, zu müde zum Schlafen, zu erschöpft zum Aufstehen.

Kognitive Leistungsstörung:
Dies ist ein sehr beängstigendes Symptom.

Es reicht von Erinnerungsverlust, über Konzentrationsschwäche, Wortfindungsstörungen und deutlich geringerer Merkfähigkeit hin bis zur Desorientierung.

Und dieses Symptom ist nicht nur beängstigend, sondern auch gefährlich, da es mich beim Überqueren der Straße oder auch zu Fuß durch ein Einkaufszentrum schlendernd treffen kann.

Wenn ich müde und erschöpft bin, verstärken sich alle Symptome noch. Und meistens alle GLEICHZEITIG. Es passiert ohne Vorwarnung und plötzlich. Es passiert mächtig und eingreifend und kann Dich überall erwischen. Dort vielleicht, wo Du es am Wenigsten erwartest und noch weniger gebrauchen kannst.

Es kann Tage dauern oder in Minuten verschwunden sein.

Dies alles sind unsichtbare Symptome und das Ergebnis meines sich im Autoimmunkampf befindenden Körpers.

So fühlt sich eine chronische Autoimmunkrankheit an!
Und ja, es ist sehr anstrengend.

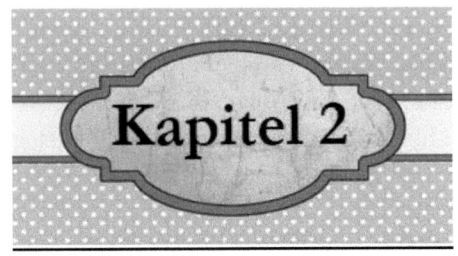

FATIGUE

Wissenschaftliche Erklärungen zum Fatigue-Syndrom:

„Fatigue" stammt aus dem französischen Sprachgebrauch und bedeutet Müdigkeit oder Erschöpfung.

- MS-Fatigue: vorzeitige allgemeine physische und psychische Erschöpfung. Fatigue = Müdigkeit. (DMSG.de)
- Erschöpfung, bis zur Unfähigkeit aufzustehen (behindert körperliche Bewegung und deren Ausführung)
- MS-Symptome verstärken sich, Zittern, innerliche Unruhe
- Extrem müde, ohne einschlafen zu können oder ständiges Schlafen
- Es fällt schwer, klar zu denken (auch verlangsamt), Gedanken zusammen zu halten, sich zu konzentrieren
- Motivationslos
- Behindert psychische und körperliche Belastbarkeit
- Extreme und schnelle Erschöpfung: Körperlich und psychisch
- Dabei auch Sprachschwierigkeiten
- Übelkeit
- Sehstörungen
- Schmerzen
- Depressionen (Traurigkeit, Verzweiflung)

FATIGUE ist...

- ➤ Grenzenlose Erschöpfung
- ➤ Bleierne Müdigkeit
- ➤ Völlig ausgebrannt sein
- ➤ Unerklärliche Erschöpfung
- ➤ Komatöses Gefühl
- ➤ Weit über das normale Maß hinausgehende Erschöpfung
- ➤ Lähmende Müdigkeit
- ➤ Insgesamt hemmend
- ➤ Abgeschlagenheit
- ➤ Defizite in Wachheit, Aufmerksamkeit, Konzentration
- ➤ Empfindung von physischer und mentaler Erschöpfung
- ➤ Gefühl von „Ausgebrannt sein"
- ➤ Völlige Energielosigkeit
- ➤ Eine erhebliche Einschränkung
- ➤ Eine Antriebslosigkeit, bis hin zur Unfähigkeit, sich zu Aktivitäten aufraffen zu können
- ➤ Insgesamt unerklärlich und unkalkulierbar

- ✓ **Fatigue ist mehr als die Summe dieser Aufzählungen!**
  Sie ist ein vielschichtiges Leiden, das den Patienten während der Erkrankung stark einschränken und daran hindern kann, ein normales Leben zu führen.

Das Fatigue-Syndrom bezeichnet ein Erleben von anhaltender (also auch ständiger) Müdigkeit, Erschöpfung und Antriebslosigkeit. Es beeinträchtigt das Leben der Betroffenen stark und sehr nachhaltig und lässt sich auch durch viel Schlaf nicht beseitigen. Dies ist besonders wichtig zu wissen, denn gut gemeinte Ratschläge, wie „Schlafe Dich mal ordentlich aus!", oder „Du musst Dich nur mal richtig ausruhen!" sind hier völlig sinnlos und vor allem sehr unnötig.

In manchen Fällen ist Fatigue eine Begleiterscheinung chronischer Erkrankungen wie MS, Krebs, Rheuma, Aids, oder Folge außergewöhnlicher Belastungen (wie einer Chemotherapie).

Fatigue ist definiert als ein Gefühl von fehlender körperlicher und/oder geistiger Energie, das dann oft als Erschöpfung oder Ermüdung wahrgenommen wird. Es ist ein sehr häufiges Symptom bei MS, das Betroffene und deren Leben und Lebensumfeld enorm beeinträchtigt.

> *Überaus WICHTIG zu wissen ist, dass Fatigue eine unkontrollierbare Erschöpfung ist, die nicht willentlich beherrscht werden kann!!!*

Denn es ist ganzkörperliches Gefühl physischer und/oder mentaler Erschöpfung!

Fatigue ist ein wirklich nicht zu beherrschendes Gefühl der körperlichen und/oder seelischen Erschöpfung, Abgeschlagenheit, Energielosigkeit und abnormer Ermüdung. Das alles kann UNABHÄNGIG von körperlicher Belastung erfolgen. Auch ist weder eine Depression nicht damit gleichzusetzen, noch eine übliche Antriebslosigkeit, oder Hoffnungslosigkeit. Die Fatigue kann völlig losgelöst von diesen Symptomen da sein und beeinträchtigt deshalb das Leben und den Alltag der Betroffenen, sowie deren soziales Leben und Aktivitäten, enorm. Des Weiteren ist die Fatigue mittlerweile einer der häufigsten Gründe, die bei MS zur vorzeitigen Verrentung führen.

Das Hauptmerkmal der Fatigue ist wirklich, dass Schlaf nicht zur Regeneration führt, sondern ein Gefühl des ständigen Übermüdetseins und enormer Abgeschlagenheit ist.

Fatigue ist eines der häufigsten und gleichzeitig eines der belastendsten Symptome der MS.

Mindestens zwei verschiedene Typen der Fatigue werden unterschieden:

- eine dauerhafte Müdigkeit, welche es den Patienten fast unmöglich macht, auch nur die einfachsten Aufgaben zu erfüllen
- eine spontane Müdigkeit, welche einfach so und nach wenigen Minuten körperlicher oder geistiger Aktivität auftreten kann.

Beide Typen können aber genauso gleichzeitig auftreten. Meine Fatigue beinhaltet beides.

Die Müdigkeit verschlimmert sich typischerweise bei warmem Wetter oder nach einem warmen Bad. Fieber oder andere Ursachen für eine Erhöhung der Köpertemperatur können die Abgeschlagenheit ebenfalls verstärken. MS-Betroffene, die unter Fatigue leiden, erfahren einen massiven Einbruch in ihrer Lebensqualität.

Die durch Hitze auftretende Symptome, die zur Fatigue gerne noch hinzukommen, nennen sich das „Uhthoff-Phänomen", auf das noch gesondert eingegangen wird.

Unter einer teilweise wenig bekannten unsichtbaren Begleiterkrankung wie der „MS-Fatigue-Symptomatik" zu leiden, ist für Betroffene eine Herausforderung und leider noch öfters eine Demütigung, da man ihnen dieses Symptom oft nicht glaubt, da sie immer noch aussehen, wie das „blühende Leben"! „Stelle Dich nicht so an!", ist einer der häufigsten und verletzendsten Sätze, die ein Betroffener hört.

Leider ist es so, dass das, was wir mit unseren eigenen Augen sehen, in der Regel für jeden von uns existent und wahr ist. Alles was unsichtbar, unerklärlich oder schwer nachvollziehbar ist, wird gerne angezweifelt und existiert für den Betrachter womöglich erst einmal nicht.

Dass Betroffene unaufhörlich erschöpft, dauermüde und ausgebrannt sind und kein Schlaf der Welt das Ganze regenerieren kann, ist selbst für den Leidtragenden manchmal kaum zu begreifen. Man schläft vielleicht (wenn man nicht unter Schlafstörungen leidet) erschöpft ein und doch steht man am nächsten Morgen genauso erschöpft wieder auf!

Dies macht sich dann nicht nur in diesem schrecklich unausgeschlafenen Gefühl bemerkbar, sondern auch in der Fähigkeit zu koordinieren, sich zu konzentrieren und die richtigen Worte zu finden. Das allgemeine Leistungsspektrum wird insgesamt deutlich eingeschränkter. Noch dazu nimmt der Energie-Pegel im Laufe des Tages stetig ab.

Manchmal wundere ich mich abends, wie ich den Tag geschafft und bewältigt habe.

Dass die Fatigue (aber auch das Uhthoff-Phänomen) noch zusätzlich Auswirkungen auf unsere Psyche und unser Selbstwertgefühl haben, wird hier nur allzu deutlich. Denn morgens nie zu wissen, wie und ob man seinen Tag schafft, was einem wieder alles nicht gelingt, aus der Hand fällt, welche neuen Symptome sich dazu gesellen … All dies ist ein großer Unsicherheitsfaktor und kann den Alltag eines MS-Betroffenen erheblich belasten.

Viele soziale Beziehungen entfremden sich so mit der Zeit und sollten daher eine besondere Berücksichtigung im Leben eines chronisch Kranken finden. Denn wohlwollende und befriedigende Unterstützung aus dem direkten oder weiteren sozialen Umfeld können den Verlauf der Erkrankung erheblich positiv beeinflussen und vor allem dem Seelchen so guttun. Wenn der Betroffene Verständnis erfährt und sich nicht erklären muss, ist er diese Last schon einmal los. Dagegen können Verständnislosigkeit, Ablehnung, unsicheres Verhalten und eine hohe Erwartungshaltung aus dem sozialen Umfeld eine starke Belastung darstellen und sogar eine enorme Verstärkung der Fatigue-Symptomatik bewirken.

Diese Komplexität des Symptoms, sowie dessen „Unsichtbarkeit", sind neben dem belastenden Symptom an sich das am Schwersten zu ertragende Element dieser Form der Erkrankung.

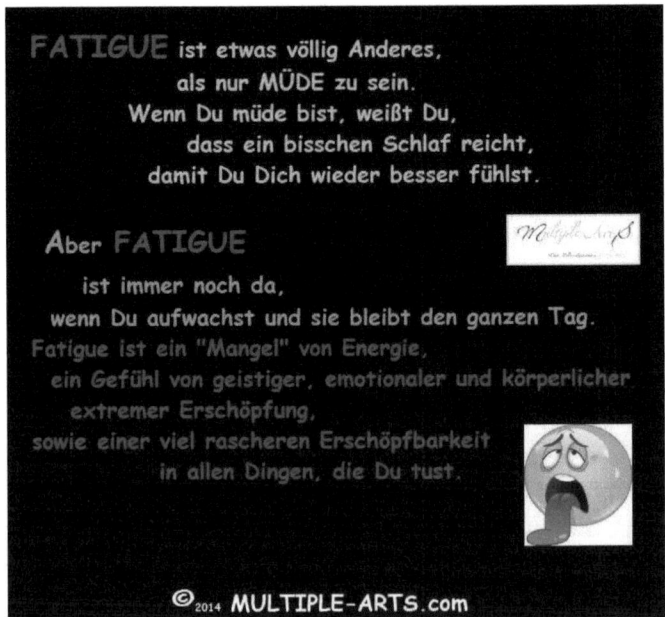

FATIGUE ist etwas völlig Anderes,
als nur MÜDE zu sein.
Wenn Du müde bist, weißt Du,
dass ein bisschen Schlaf reicht,
damit Du Dich wieder besser fühlst.

Aber FATIGUE
ist immer noch da,
wenn Du aufwachst und sie bleibt den ganzen Tag.
Fatigue ist ein "Mangel" von Energie,
ein Gefühl von geistiger, emotionaler und körperlicher
extremer Erschöpfung,
sowie einer viel rascheren Erschöpfbarkeit
in allen Dingen, die Du tust.

© 2014 MULTIPLE-ARTS.com

Wie fühlt sich Fatigue an?

- Nur ausruhen/hinlegen hilft
- Absolut NICHT überwindbar
- Beine wie Blei
- Wie mit ständig angezogener Handbremse
- Wie unter Wasser im Gegenstrom laufen
- Gegen eine Wand ankämpfen/anlaufen
- Lähmend
- Gleichgewichtsstörungen, Schwindel, Sehstörungen, alle bekannten MS-Symptome
- Plötzlichkeit ist erschwerend
- Wie von einem Tsunami, einer Dampfwalze, einem Laster überrollt
- Wie mit einer Grippe und 40°C Fieber normal funktionieren zu müssen

*Fatigue, der ewige Kampf

Ich habe MS, sie hat nicht mich und ich kämpfe nicht mehr, sondern biete ihr einfach und stolz die Stirn!

Soweit die Theorie!

Im Alltag klappt das auch meist zuverlässig – mal besser, mal schlechter aber insgesamt gut!

Ich akzeptiere meine Erkrankung und ich denke, dass ich sie auch gut bewältige. Allerdings - und das scheint mir wichtig zu erwähnen - habe ich auch einen recht milden Verlauf! Deshalb wird es auch von mir keine tollen Ratschläge geben, denn jeder MS-Fall ist zu unterschiedlich, die Verläufe zu gravierend – die Krankheit der 1000 Gesichter!

Aber all das Erlernte und Geübte, all die gute Krankheitsbewältigung wird „Schach matt" gesetzt, wenn eine heftige Fatigue im Anmarsch ist. Ich meine nicht die Dauer-Fatigue, die immer, wirklich IMMER da ist! Sie wurde tatsächlich Bestandteil meines Lebens, da ich es anders gar nicht mehr kenne. Ich kenne mich nur dauermüde und dauererschöpft. Das habe ich in mein Leben adaptiert, darüber grummele ich auch nicht – es ist einfach so! Anders würde ich verrückt werden und meine Gedanken nur auf das Negative lenken.

Wenn aber eine Fatigue-Attacke am Aufkommen ist - eine Attacke wie ein Tsunami, ein böses Gewitter, ein Orkan... - dann, dann werden meine erlernten „Techniken" ausgehebelt und außer Kraft gesetzt!

Dann bin ich plötzlich nicht mehr die, die ihre MS „soweit im Griff" hat, sondern dann mutiere ich zu einem Häufchen „Elend". Abgrundtief elend! Ein Zustand so scheußlich, jämmerlich und leidend, dass mir dafür die passenden Worte fehlen. Abgrundtief erschöpft, bodenlos und grenzenlos ausgelaugt, handlungsunfähig, ausgeknockt von einem Wirbelsturm unfassbaren Ausmaßes! Dieser Sturm hinterlässt mich entkräftet, abgekämpft, schachmatt, aufgezehrt, aufgesogen, abgenutzt, ermattet, geschwächt, aufgefressen und vor allem aufgerieben!

Das sind nur ein paar Begrifflichkeiten, wie man Fatigue beschreiben könnte.

Das Problem an der Fatigue ist ja, dass sie nicht nur den Geist und Körper ermüdet, sondern dass das alles noch andere Symptome mit sich bringt: körperliche Kraftlosigkeit und Schwäche; Gliedmaßen, die sich so schwer anfühlen, als seien sie mit Blei behangen und man müsste so auch noch in einer Gegenstromanlage laufen – mit 40°C Fieber und Schüttelfrost!

Übertrieben? NEIN: in meinem Fall äußert sich genau so ein Fatigue-Anfall.

Aber nicht nur der Körper ist komplett ausgegrenzt, sondern auch der Geist: Konzentrationsschwierigkeiten, Sprachstörungen, kein klares Denken mehr, „Watte im Kopf"...

Dies noch gepaart mit einschießenden neuropathischen Schmerzen ist ein Super-Gau gigantischen Ausmaßes!

Übertrieben? Nein, so empfinde ich es!

Und in diesen hilflosen ohnmächtigen Momenten taugen meine erlernten Mechanismen zur Krankheitsbewältigung nur noch peripher. Ich weiß theoretisch, dass auch dieser Anfall vorbeigehen wird, ich weiß auch, wenn mein Kopf mich überhaupt denken lässt (!), dass ich damit irgendwie klarkommen muss und will... aber ich habe in diesen Momenten keine Reserven mehr. Keine großartigen Ressourcen mehr, die ich nutzen könnte, denn ich komme auf Grund der körperlichen und geistigen Abgeschlagenheit nicht mehr an sie heran; als ob ich keinen Zugang mehr dazu hätte. Wie abgeschnitten. Ein isolierender Zustand, der mir immerhin meist noch bewusstwird, aber die mir ja in diesem Moment nicht helfen kann, weil sie nicht abgreifbar/abrufbar ist! Das ist das Dilemma! und dieses Dilemma muss man über sich ergehen lassen. Platt wie eine Ackerfläche, die von einer Dampfwalze überfahren wurde, völlig ausgeliefert und verzweifelt.

Das ist dann auch die nächste Ebene, auf der Fatigue zuschlägt: die emotionale Ebene! Denn all dies hinterlässt eine Spur der Verwüstung im Körper, im Geist und in der Seele! Denn so hilflos wie bei einem Fatigue-Anfall fühle ich mich selten. Im wahren Leben nicht und auch mit meiner MS nicht!

Dieses auf allen Ebenen Ausgelaugtsein schwächt ja den ohnehin nicht gerade starken MS-Körper erst recht! Und es braucht sehr viel Kraft und Energie (hahaha), um sich wieder aufzurappeln, zu blinzeln und in der Realität anzukommen. Einer Realität außerhalb von Fatigue, im normalen Leben.

Ja, in diesen Momenten hasse ich meine MS und die Fatigue! Wie könnte ich auch gelassen oder gleichgültig bleiben, wenn mir so ein Tsunami widerfährt!?! Gelassenheit übe ich und manchmal scheint es auch ein klein wenig zu funktionieren.... aber nicht mitten im Sturm!

Ich schreibe das so drastisch, da sich niemand, der Fatigue nicht kennt (sei es ein Gesunder oder auch ein MS'ler), nicht vorstellen kann, was in diesen Fatigue-Phasen los ist, wie entkräftend und auch zermürbend dieser Zustand ist! Im Kopf geschieht gerade ein Blitzgewitter, das keiner sieht. Aber wir selbst, wir SPÜREN es. Man sieht es uns wirklich selten an – man kann einfach nur auf Verständnis der Angehörigen/Kollegen/Freunde hoffen, wenn sie solch eine Fatigue-

Attacke mitbekommen, beziehungsweise wir es erzählen. Denn während der Attacke ist ja sogar Reden manchmal nicht möglich.

Es ist deshalb sinnvoll, mit nahen Angehörigen ein Code-Wort oder eine Handbewegung auszumachen, um ohne große Umstände als kurzes Signal darauf hinweisen zu können, was los ist!

Ich brauche Zuhause nur „Fatigue" zu sagen und werde dann zum Glück in Ruhe gelassen und nicht noch „bequatscht"! Auch gute Ratschläge sind hier nicht angebracht, denn eine Fatigue trifft unabhängig von gutem Schlaf auf, unabhängig von Ruhephasen und ist vor allem willentlich NICHT beeinflussbar!!!

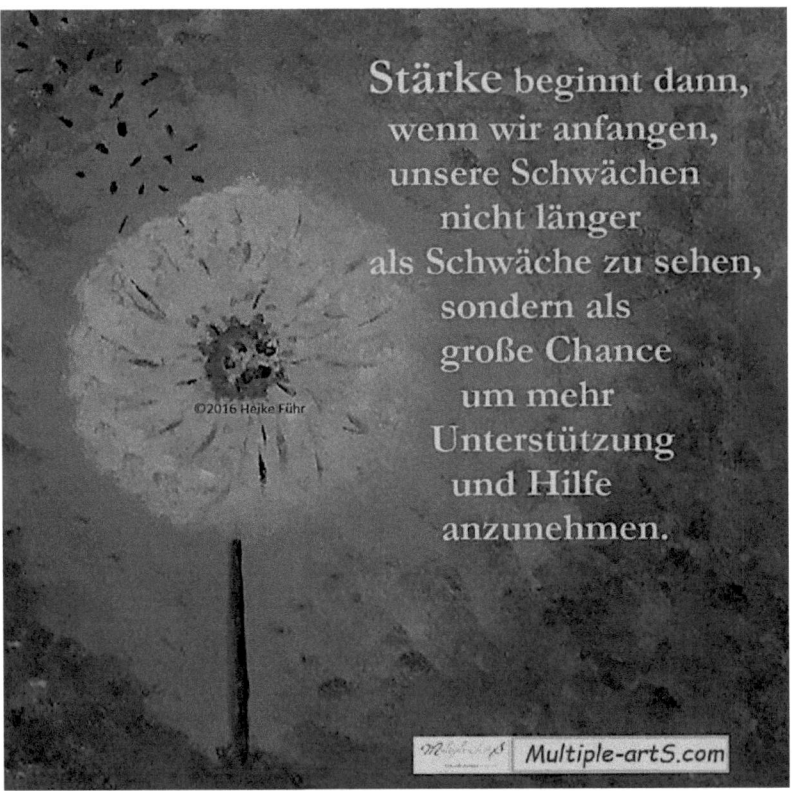

Stärke beginnt dann, wenn wir anfangen, unsere Schwächen nicht länger als Schwäche zu sehen, sondern als große Chance um mehr Unterstützung und Hilfe anzunehmen.

©2016 Heike Führ

Multiple-artS.com

Müdigkeit & Mattigkeit

Bei MS treten verschiedene Arten von Müdigkeit auf. Zum Beispiel können Menschen mit Blasenfunktionsstörungen (nächtliches Erwachen) oder jene, die nächtliche Muskelkrämpfe haben, auch davon den Schlaf entzogen oder gestört bekommen. Infolgedessen leiden sie auch immer unter Müdigkeit.

Menschen, die depressiv sind, können auch unter Müdigkeit leiden. Außerdem kann jeder, der erhebliche Anstrengungen unternehmen muss, um die täglichen Aufgaben zu erledigen (beispielsweise Anziehen, Zähneputzen, Baden, Zubereiten von Mahlzeiten), infolgedessen unter zusätzlicher Müdigkeit leiden.

Zusätzlich zu diesen Ermüdungsquellen gibt es noch eine andere Art von Müdigkeit - die als Mattigkeit bezeichnet wird - und die nur bei Menschen mit MS auftritt. Die Forscher beginnen, die Merkmale dieser sogenannten „MS-Müdigkeit", die sie von der Müdigkeit von Personen ohne MS unterscheidet, aufzuzeichnen:

- Tritt in der Regel täglich auf
- Kann auch nach einer erholsamen Nacht früh am Morgen auftreten
  Neigt dazu, sich im Laufe des Tages zu verschlechtern
- Neigt dazu, durch Hitze und Feuchtigkeit verschlimmert zu werden
- Kommt leicht und plötzlich
- Ist im Allgemeinen schwerer als normale Müdigkeit
- Ist eher störend für die tägliche Verantwortung

MS-bedingte Müdigkeit scheint weder mit Depressionen noch mit dem Grad der körperlichen Beeinträchtigung direkt zu korrelieren. (http://www.ms.pitt.edu/symptoms/fatigue-lassitude)

Synonyme für Mattigkeit:

Apathie, Dumpfheit, Erschöpfung, ermüden, Faulheit, Untätigkeit, Inaktivität, Mattigkeit, Lustlosigkeit, Schläfrigkeit, Trägheit, Müdigkeit, Erstarrung, „die Schwäche".

Der Begriff Fatigue stammt aus dem Lateinischen (Fatigatio = Ermüdung) und kommt heute im französischen und englischen Sprachgebrauch vor. Fatigue bei beispielsweise MS bedeutet Müdigkeit und Erschöpfung. Die Erschöpfung steht häufig nicht in einem direkten Zusammenhang mit einer vorangegangenen körperlichen oder geistigen Anstrengung oder Belastung. Die Erschöpfung macht sich meist nicht nur körperlich, sondern auch seelisch und geistig bemerkbar. Typisch für Fatigue ist, dass sich das Gefühl der Ermüdung durch Ruhephasen nicht wesentlich verbessert. Meist bedeutet sie bei MS oder Krebserkrankungen die größte Belastung neben den Erkrankungssymptomen selbst. Fatigue erschwert die Bewältigung des Alltags und mindert die Lebensqualität. Die Symptome der Fatigue sind nicht spezifisch für Tumorerkrankungen. Sie kommen auch im Zusammenhang mit anderen Erkrankungen, wie zum Beispiel Multipler Sklerose, Rheuma oder Parkinson vor. https://deutsche-fatigue-gesellschaft.de/fatigue/was-ist-fatigue/

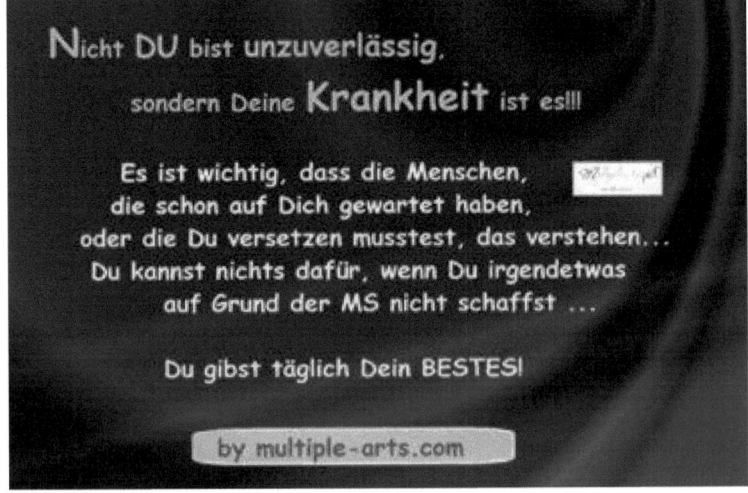

FATIGUE:

- Körperlicher, geistiger und seelischer Erschöpfungszustand.
- Kommt infolge oder zusammen mit Krebs oder anderen chronischen Erkrankungen vor.
- Tritt unabhängig von Belastungen auf.
- Ruhe- und Schlafphasen bringen keine Erholung https://deutsche-fatigue-gesellschaft.de/fatigue/was-ist-fatigue/
- verlorene Vitalität

Die gängigste Beschreibung ist Folgende:

Bei der Fatigue-Symptomatik handelt es sich um eine komplexe Störung, die sich in einem anhaltenden, meist ganzkörperlichen Gefühl physischer und/oder mentaler Erschöpfung äußert. Die Auswirkungen der Fatigue sind teilweise drastisch und führen im Alltagsleben zu massiven Einschränkungen (soziale Kontakte müssen oft auf ein Minimum reduziert werden).

Oft stehen interessanter Weise auch die Intensität der Fatigue und die üblichen anderen Symptome der MS nicht im gleichen Verhältnis zueinander. So kann beispielsweise, wie in meinem Fall, die MS an sich eher mild verlaufen, während die Fatigue stark ausgeprägt ist und umgekehrt.

✓ *WICHTIG: Fatigue ist eine <u>unkontrollierbare</u> Erschöpfung, die <u>nicht</u> willentlich beherrscht werden kann!!!*

Fatigue ist ein ganzkörperliches Gefühl physischer und/oder mentaler Erschöpfung und ein wirklich **nicht zu beherrschendes** Gefühl der körperlichen und/oder seelischen Erschöpfung und Abgeschlagenheit.

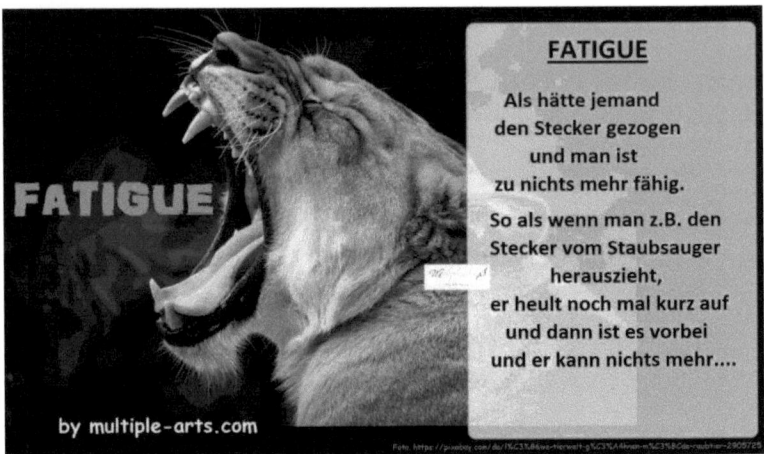

FATIGUE

Als hätte jemand
den Stecker gezogen
und man ist
zu nichts mehr fähig.

So als wenn man z.B. den
Stecker vom Staubsauger
herauszieht,
er heult noch mal kurz auf
und dann ist es vorbei
und er kann nichts mehr....

by multiple-arts.com

Das besondere Phänomen daran ist, dass dies alles völlig UNAB-HÄNGIG von körperlicher Belastung erfolgen kann. Sie kann jederzeit, überraschend, unkalkulierbar und völlig losgelöst von anderen Symptomen hinzukommen und beeinträchtigt somit das Leben und den Alltag der Betroffenen, sowie deren soziales Leben und Aktivitäten schwer und zum Teil sehr drastisch. Aus diesem Grund ist die Fatigue mittlerweile einer der häufigsten Gründe, die bei MS zur vorzeitigen Erwerbsminderungsrente führen.

Das Hauptmerkmal der Fatigue ist wirklich, dass Schlaf nicht zur Regeneration führt, sondern ein Gefühl des ständigen Übermüdetseins und enormer Abgeschlagenheit da ist.

„MS-Fatigue ist die vorzeitige allgemeine physische und psychische Erschöpfung. Fatigue = Müdigkeit. Sie zeichnet sich aus durch: Erschöpfung bis hin zur Unfähigkeit aufzustehen (behindert körperliche Bewegung und deren Ausführung); alle MS-Symptome können sich verstärken; Zittern; innerliche Unruhe; extrem müde sein, ohne einschlafen zu können oder ständiges Schlafen; es fällt schwer klar zu denken (oft auch nur verlangsamt) oder Gedanken zusammen zu halten und sich zu konzentrieren; man ist motivationslos; die psychische und körperliche Belastbarkeit werden behindert; eine extreme und schnelle Erschöpfung (körperlich und psychisch - dabei auch Sprachschwierigkeiten); Übelkeit; Sehstörungen; Schmerzen; Depressionen (Traurigkeit, Verzweiflung)". (DMSG).

Typisch ist für Fatigue auch, dass sie sich bei warmen Temperaturen (Wetter, Sauna, heißes Bad, Fieber oder anderen Ursachen für eine Erhöhung der Köpertemperatur) verschlimmert. Die durch Hitze auftretenden Symptome, die zur Fatigue gerne noch hinzukommen, nennen sich „Uhthoff-Phänomen".

- **Manchmal fragt man sich abends, wie man den Tag geschafft und bewältigt hat.**

Dass die Fatigue (genauso aber auch das Uhthoff-Phänomen) noch zusätzlich Auswirkungen auf unsere Psyche und unser Selbstwertgefühl haben können, ist fast selbsterklärend - denn wenn man morgens nie weiß, wie und ob man seinen Tag schaffen wird, stellt dies einen großen Unsicherheitsfaktor dar und kann den Alltag und die Planungen eines MS-Betroffenen erheblich belasten.

Aber hier einmal etwas zum Schmunzeln:

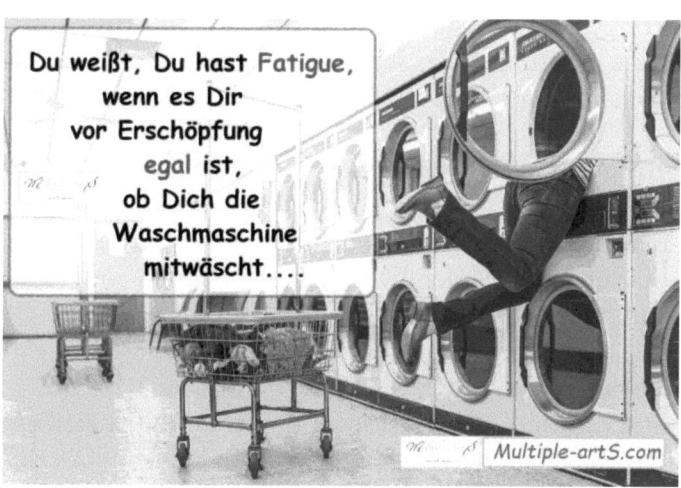

Zwei Formen der Fatigue:

Die Ursachen der Fatigue sind weitgehend unbekannt. Generell werden zwei Formen unterschieden: primäre und sekundäre Fatigue.

<u>Primäre Fatigue</u>:

Experten führen die primäre Fatigue unmittelbar auf die MS zurück: als direkte Folge der Schädigung des zentralen Nervensystems durch die Erkrankung (die MS-typischen Schädigungen haben eine Verlangsamung der Reaktionen zur Folge, was dann zu dieser abnormen Müdigkeit führt).

Speziell die Schädigung des Myelins, der Schutzschicht der Nerven, hat eine Verlangsamung der Reizweiterleitung zur Folge. Dies könnte die extremen Symptome bedingen.

Des Weiteren wird vermutet, dass Fatigue mit der Schädigung der Nebennierenrinde zusammenhängt. Die Nebennierenrinde ist Bestandteil der Nebennieren, die sich am oberen Rand der Nieren befinden. Dort werden lebenswichtige Hormone produziert. Und diese sind auch für die Leistungsbereitschaft zuständig. Chronische Entzündungen führen stets auf Dauer zur Schwächung der Nebennierenrinde.

Es gibt unterschiedliche Arten der primären Fatigue:

➤ **Mattigkeit**: übermäßige Ermüdung, die nicht in direkter Verbindung mit irgendwelchen Aktivitäten oder Bewegungen steht.

➤ **„Neuromuskuläre Fatigue"**: tritt in bestimmten Muskelgruppen auf (zum Beispiel in der Hand, nachdem der MS-Patient etwas geschrieben hat). Der MS-Patient erlebt die neuromuskuläre Fatigue wie eine Art Abnutzungserscheinung (Entmarkung). Eine Tätigkeit wird ohne Schwierigkeiten ausgeführt. Der Nerv spricht in schneller Wiederholung an, wird dann aber von der Multiplen Sklerose blockiert, so dass durch

bisher simple Tätigkeiten ein außerordentlicher Energiever-
brauch stattfindet, der zur Müdigkeit des Patienten führt.

> **Auf Wärmeempfindlichkeit zurückzuführende Fatigue**:
Eine erhöhte Körpertemperatur kann Fatigue hervorrufen.
Diese Art von Fatigue kann durch saisonale Wetterverände-
rungen ausgelöst werden, aber auch aus anderen Gründen auftreten (wie beispielsweise nach dem Baden in heißem Wasser
oder nach dem Essen von heißen Speisen).

Sekundäre Fatigue:

Die sekundäre Fatigue hingegen ist nicht direkt (sondern indirekt)
auf die MS zurückzuführen, sondern kann als Folge von nicht direkt
im Zusammenhang mit MS stehenden Faktoren auftreten. Es handelt
sich hierbei um Müdigkeitserscheinungen, die ausgelöst durch verschiedene Faktoren eine Rolle spielen. So schränken Schlafstörungen
die Leistungsfähigkeit am Tage ein und erhöhen die Ermüdbarkeit.
Symptome wie Geh- und Sehstörungen können dazu führen, dass
alltägliche Tätigkeiten für den Körper sehr anstrengend sind und
schneller eine Erschöpfung eintritt.

Auch Depressionen, die in Folge der Nervenschädigungen oder der
psychischen Belastung durch die MS auftreten, können mit einer aus-
geprägten Müdigkeit einhergehen. Darüber hinaus können Gangstö-
rungen oder Muskel-Spastiken zur schnelleren Ermüdung führen. Das
Gehen oder andere Bewegungen sind durch bestehende Spastiken,
Ataxien, Tremor oder Schmerzen um ein Vielfaches anstrengender.
Betroffene sind nach kurzen Gehstrecken oder Alltagstätigkeiten
schnell kraftlos und erschöpft.
MS-bedingte Sehstörungen können ebenfalls eine „verfrühte"
Müdigkeit hervorrufen. Selbst gesunde Menschen, die längere Zeit auf
den PC-Monitor geschaut oder bei mangelnder Beleuchtung gelesen
haben, empfinden dies als ermüdend. Kommen dazu dann noch soge-

nannte Doppelbilder, das verschwommene Sehen, oder noch ein eingeschränktes Sichtfeld hinzu, dann verstärkt dies die Anstrengung nochmals.

Fatigue gibt es auch als eigenständige Erkrankung – Mediziner sprechen hierbei vom Chronischen Erschöpfungssyndrom (chronic fatigue syndrome, CFS)

Die Fatigue bei MS zeichnet sich durch besondere Symptome aus, die sie von einem Fatigue-Syndrom, das auch nicht an MS erkrankte Menschen haben, unterscheidet.

Und zwar durch:

- schnelles, plötzliches Auftreten
- kommt meist jeden Tag vor
- trotz einer erholsamen Nacht kann die Fatigue morgens vorkommen
- wird durch Hitze oder Schwüle hervorgerufen oder erschwert
- ist normalerweise schwerwiegender als eine normale Fatigue und wirkt sich auf den Tagesablauf aus.

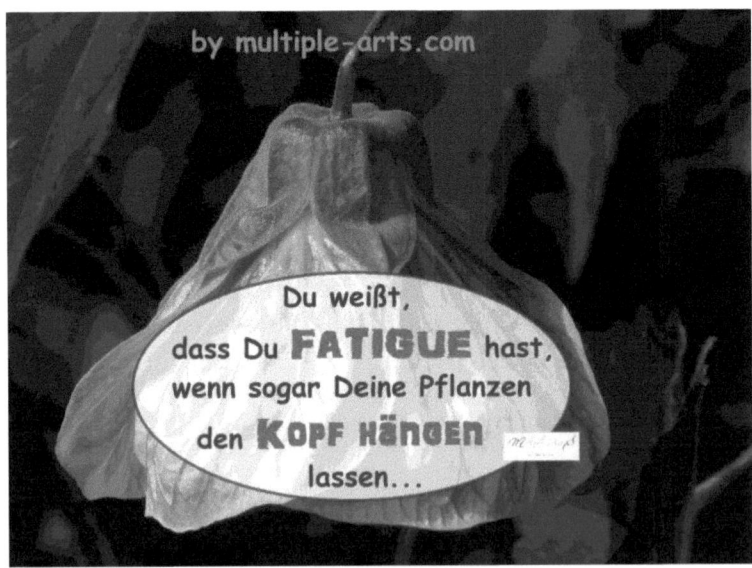

Diagnose:

Wenn eine Fatigue durch einen Schub auftritt, ist der Neurologe vermutlich nah dabei und die Diagnose kann schneller gestellt werden. Tritt die Fatigue allmählich oder in Anfällen auf, wird der Patient auf Grund der drastischen Symptome schnell selbst wissen oder zumindest ahnen, dass er von Fatigue betroffen sein könnte.

Der Neurologe macht eventuell aber eine genaue Anamnese, sucht nach Hinweisen für Depressionen, Nebenwirkungen von Medikamenten, Schlafstörungen und anderen Ausschlusskriterien.

Außerdem erkundigt sich der Arzt nach weiteren Beschwerden, dem Schlafverhalten, der Einnahme von Medikamenten, dem Konsum von Alkohol, Koffein, Nikotin, sowie der beruflichen, familiären und sozialen Situation.

Wichtig bei der Abklärung von Fatigue ist die Abgrenzung zur Depression, denn auch diese könnte eine starke Müdigkeit und Antriebslosigkeit hervorrufen.

Die eindeutige Diagnose „Fatigue" ist äußerst schwierig zu stellen.

Ich habe hier aus dem Internet Folgendes zusammengefasst:
(http://www.krankenpflege-journal.com/multiple-sklerose/842-dipl-psych-c-engel-und-prof-dr-uk-zettl-fatigue-bei-ms-abnorme-energielosigkeit-fatigue-bei-patienten-mit-multipler-sklerose.html)

Um zu prüfen, ob ein MS-Patient unter Fatigue leidet, gibt es ein Screening-Verfahren zum Stellen der nachfolgenden drei Fragen:

1. Ist vorzeitige Ermüdbarkeit eines Ihrer Symptome, das Sie am meisten/stärksten beeinträchtigt?
2. Tritt es täglich oder an den meisten Tagen auf?
3. Beeinträchtigt die Symptomatik Ihre Aktivitäten zu Hause und auf der Arbeit?

Kann der Patient alle Fragen bejahen, so muss man eine Fatigue-Symptomatik differenzialdiagnostisch erwägen.

Ein großes Problem besteht bei der systematischen Erfassung der Fatigue-Problematik darin, dass objektive Methoden derzeit fehlen und die subjektiv wahrgenommene Fatigue nur mit Fragebögen, die ihrerseits wieder subjektive Erfassungsinstrumente darstellen, erhoben werden kann.

Dabei ist es für den MS`ler mehr als hilfreich zu erfahren, dass er sich seine Symptome nicht einbildet, sondern diese definitiv vorhanden sind und „erhoben" werden können. Zwar muss man damit auch immer zugeben, dass man Defizite hat, aber es kann eine psychisch endlose Qual beheben, wenn man „Beweise" für seine Symptomatik hat. Anhand der Tests lassen sich dann das weitere Vorgehen besser planen.

Noch zwei Links / **Fatigue-Fragebögen**
- http://www.adrenal-fatigue.de/pdf/adrenal_fatigue_fragebogen.pdf
- https://www.thieme-connect.com/products/ejournals/html/10.1055/s-2003-42183#N65984

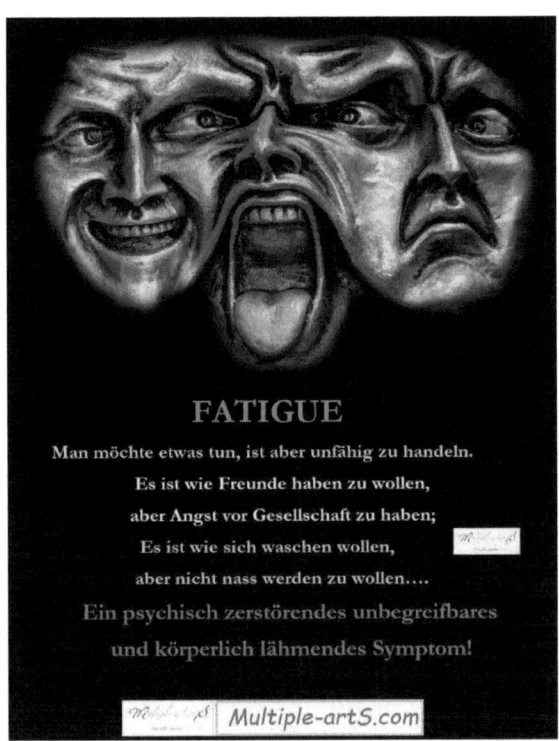

FATIGUE

Man möchte etwas tun, ist aber unfähig zu handeln.

Es ist wie Freunde haben zu wollen,

aber Angst vor Gesellschaft zu haben;

Es ist wie sich waschen wollen,

aber nicht nass werden zu wollen....

Ein psychisch zerstörendes unbegreifbares

und körperlich lähmendes Symptom!

Multiple-artS.com

Ein Test,
den ich für recht aussagekräftig halte:

(http://www.krankenpflege-journal.com/multiple-sklerose/842-dipl-psych-c-engel-und-prof-dr-uk-zettl-fatigue-bei-ms-abnorme-energielosigkeit-fatigue-bei-patienten-mit-multipler-sklerose.html)

<u>Körperliche Ebene:</u>

Auf Grund meiner Erschöpfung während der letzten vier Wochen…

- o   war ich ungeschickt und unkoordiniert
- o   musste ich meine körperliche Betätigung einschränken
- o   war ich wenig motiviert, Sachen, die mit körperlicher Anstrengung verbunden sind, zu tun
- o   hatte ich Schwierigkeiten, körperliche Anstrengungen über längere Zeit durchzuhalten
- o   habe ich mich schwach gefühlt
- o   habe ich mich körperlich nicht wohl gefühlt
- o   war ich nicht in der Lage, Dinge, die körperliche Anstrengung erfordern, zu beenden
- o   habe ich meine körperlichen Aktivitäten eingeschränkt
- o   habe ich häufige oder längere Pausen gebraucht

Mentale Ebene:

Auf Grund meiner Erschöpfung während der letzten vier Wochen...

- o war ich weniger aufmerksam
- o hatte ich Schwierigkeiten, über längere Zeit Dinge zu verfolgen
- o war ich nicht in der Lage, klar zu denken
- o war ich vergesslich
- o hatte ich Schwierigkeiten, Entscheidungen zu treffen
- o war ich wenig motiviert, Sachen zu tun, bei denen ich mich **konzentrieren musste**
- o hatte ich Schwierigkeiten, Sachen, bei denen ich mich konzentrieren musste, zu beenden
- o hatte ich Schwierigkeiten, meine Gedanken bei der Arbeit oder Zuhause zusammenzuhalten
- o war mein Denken verlangsamt
- o hatte ich Schwierigkeiten, mich zu konzentrieren

Psychosoziale Ebene:

Auf Grund meiner Erschöpfung während der letzten vier Wochen...

- o war ich wenig motiviert, an sozialen Aktivitäten teilzunehmen
- o war ich limitiert, Sachen außer Haus zu tun

Ursachen:

Die Entstehung von Fatigue als Begleiterscheinung chronischer Erkrankungen ist leider in den meisten Fällen noch unklar. Experten vermuten aber, dass es hier keinen einzelnen Auslöser für die anhaltende Erschöpfung gibt, sondern dass vielmehr mehrere Faktoren zur Fatigue beitragen. Im Verdacht stehen unter anderem:

- Veränderungen innerhalb des zentralen Nervensystems
- Veränderungen im endokrinen System (Hormonhaushalt)
- Fehlregulationen des Immunsystems (Fatigue ist ein häufiges Symptom bei Autoimmunerkrankungen wie Multiple Sklerose, rheumatoide Arthritis und syst. Lupus erythematodes!)
- Entzündliche Prozesse (wie bei rheumatoider Arthritis und Fibromyalgie)

Einige andere Forscher glauben, dass eine Schädigung bestimmter Regionen des Gehirns oder des Rückenmarks zu MS-Müdigkeit führen können.

Allerdings haben sie noch keinen bestimmten Bereich des Zentralnervensystems (ZNS) identifiziert, der dafür verantwortlich ist. (Stand August 2019)

Einige Studien haben mithilfe des MRT herausgefunden, dass Menschen mit Müdigkeit mehr Gehirnarbeit leisten als Menschen ohne dieses Symptom.

Dieser Befund legt nahe, dass sich das Gehirn an MS anpassen kann, indem es anstelle von beschädigten Nervenbahnen nun auch andere Nervenbahnen verwendet. Der Körper verbraucht dabei mehr Energie als gewöhnlich, was zur Müdigkeit führen kann.

Weitere Forschung ist notwendig, um den Zusammenhang vollständig zu verstehen, aber Experten glauben, dass es zwei Hauptgründe gibt, warum MS diese Müdigkeit verursacht.

Erstens, könnte es sein, dass die aktive Entzündung oder direkte Nervenschädigung, die eine MS mit sich bringt, diese Art der Müdigkeit verursachen könnte und dass zweitens einige ihrer anderen Symptome zur Erschöpfung beitragen könnten.

(Wie zum Beispiel Schlafstörungen, Muskelprobleme, Depressionen, Blasenprobleme, Schmerzen, Stress).

Einige Menschen mit MS stellen möglicherweise fest, dass die Verwendung ihrer Muskeln für sich wiederholende Bewegungen - zum Beispiel das Gehen über längere Strecken oder das Heben von Gewichten - dazu führt, dass ihre Muskeln schnell ermüden. Die daraus resultierende Schwäche und Erschöpfung sind eine Art von Ermüdung, die als Kurzschlussermüdung bezeichnet wird und sich normalerweise in Ruhe auflöst. https://www.medicalnewstoday.com/articles/325938#causes

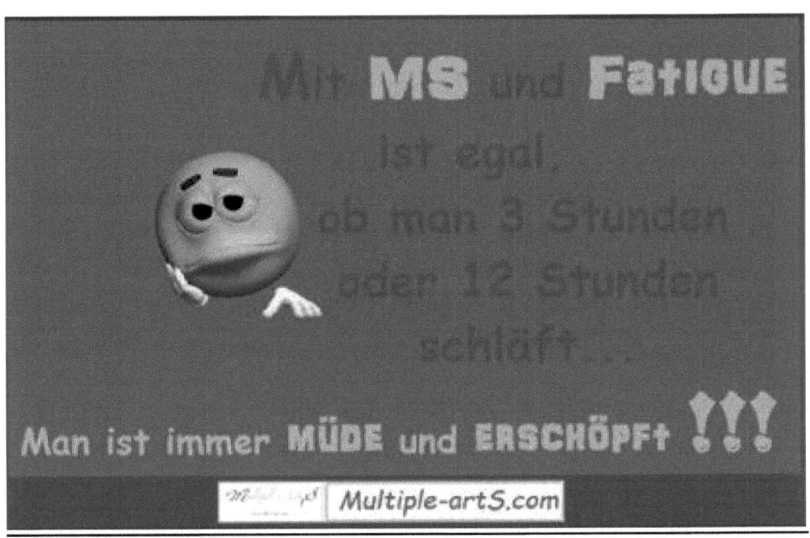

Auswirkungen/Symptome:

Die Auswirkungen von Fatigue können individuell sehr unterschiedlich sein und auch verschieden verlaufen.

Manche Betroffene fühlen sich bereits nach leichten Alltagstätigkeiten, (die sie früher nicht angestrengt hätten), wie Duschen, Abwaschen oder Staubsaugen völlig ermattet und ausgelaugt und müssen sich danach sofort wieder hinlegen.

Bei anderen Leidtragenden geht der Erschöpfungszustand zudem mit einer Verschlechterung anderer MS-Symptome einher, etwa einer Zunahme der Bewegungs-, Konzentrations- oder Sehstörungen.

Bei einigen Betroffenen tritt die Fatigue nur während eines Schubes auf. Bei vielen geht sie jedoch in einen chronischen Zustand über und bleibt leider anhaltend bestehen.

Auch am Arbeitsplatz besteht die Gefahr einer ständigen Überforderung, da die Erkrankten Ängste davor haben, als faul und unwillig zu gelten.

„Fatigue äußert sich in einem unüberwindlichen, anhaltenden Gefühl der körperlichen und/oder geistigen Erschöpfung. Die Betroffenen fühlen sich physisch und mental weniger leistungsfähig als früher: Selbst „normale" körperliche Aktivitäten wie Zähne putzen, Kochen, Telefonieren, Aufmerksamkeits- und Gedächtnisleistungen werden oft als kaum durchführbar empfunden. Nach solchen Aktivitäten fühlen sich die Fatigue-Patienten unverhältnismäßig erschöpft. Entscheidendes Merkmal bei Fatigue ist zudem, dass sich extreme Müdigkeit und Erschöpfung auch durch viel Schlaf nicht lindern lassen – die Betroffenen gehen erschöpft schlafen und stehen am nächsten Morgen genauso erschlagen auf." (http://www.netdoktor.de/krankheiten/fatigue-syndrom/)

Deshalb ist es mir auch noch einmal wichtig zu erwähnen, dass mit Dauer-Fatigue normale Alltags-Tätigkeiten wie beispielsweise das Einkaufen, zu einem Marathon werden können.

Die **weit über das normale Maß hinausgehende Erschöpfung** führt oft dazu, dass sich die Betroffenen zurückziehen und ihre beruflichen und privaten Aktivitäten immer weiter einschränken. Hinzu kommt die schnelle Ermüdbarkeit, wenn bestimmte Muskelgruppen für kurze Zeit beansprucht wurden.

Betroffene ermüden selbst bei geringen geistigen und körperlichen Anstrengungen. Das ist vor allem dann sehr belastend, wenn sie das von sich so nicht kennen und früher deutlich leistungsfähiger waren.

Im Grunde ist „Fatigue" ein Sammelbegriff für diffuse Beschwerden ohne erkennbare Ursache: Bleierne Tagesmüdigkeit, oft verbunden mit Kopf- und Gelenkschmerzen, Konzentrationsstörungen, Bewegungsunfähigkeit, abnormer Kraftlosigkeit, Motivationsverlust und Antriebsschwäche.

Zwei hauptsächliche Arten der Fatigue werden unterschieden:

- eine dauerhafte Müdigkeit, welche es den Patienten fast unmöglich macht, auch nur die einfachsten Aufgaben zu erfüllen.
- eine spontane Müdigkeit, welche nach wenigen Minuten (körperlicher oder geistiger) Aktivität auftritt.

Beide Typen können aber genauso gleichzeitig auftreten.

SCHLAF hilft nicht: Betroffene schlafen eventuell erschöpft ein und stehen am nächsten Morgen genauso erschöpft, oder noch erschöpfter, wieder auf. Deshalb ist es auch kein Wunder, dass beispielsweise die Fähigkeit verschwindet, sich zu konzentrieren oder die richtigen Worte zu finden, wenn jemand an Fatigue leidet. Ebenso beeinflussen auch körperliche Auswirkungen, wie mangelnde Koordination, Schwäche, Schwindel, Sehstörungen und Vieles mehr die Fatigue, beziehungsweise stören sich gegenseitig. Insgesamt nimmt das allgemeine Leistungsspektrum, sowie der Energie-Level im Laufe des Tages deutlich ab oder erlischt sogar völlig.

Dies ist besonders wichtig zu wissen, denn gut gemeinte Ratschläge, wie: „Schlafe Dich mal ordentlich aus!", oder: „Du musst Dich nur mal richtig ausruhen!", sind hier völlig sinnlos und vor allem sehr unnötig und wenig zielführend.

Fatigue hat noch dazu Auswirkungen auf:

➢ Körperliche Beeinträchtigungen
➢ Emotionale Befindlichkeit
➢ Allgemeines Wohlbefinden
➢ Lebenszufriedenheit
➢ Funktionelle Einschränkungen in alltäglichen Lebensbereichen
➢ Zwischenmenschliche Beziehungen und soziale Interaktionen
➢ Physische und kognitive Leistungsfähigkeit
➢ Energie
➢ Motivation
➢ Kraft

Man ist sich beispielsweise nie sicher, ob während des Einkaufens eine Fatigue-ATTACKE noch zusätzlich auftritt und zweitens kann dann ein „Schwatz" mit der Nachbarin zum absoluten Horror ausarten, weil es schlicht und ergreifend ZU VIEL ist und wird.

Wenn ich mit dem Auto unterwegs bin, kaufe ich teilweise schon nicht mehr im nahegelegenen Supermarkt ein, sondern fahre in den Nächstliegenden – einfach aus dem Grund, dass ich dort weniger Bekannte treffe und ich nicht noch auf Grund eines netten Gespräches eventuell länger stehen oder mich noch zusätzlich auf jemand einlassen muss. An manchen Tagen schaffe ich das nicht - nicht selten kommen mir vor Kraftlosigkeit und Verzweiflung oder auch aus Scham die Tränen. Meine ohnehin „blanken Nerven" machen dieses „Extra" dann einfach nicht mehr mit.

Prinzipiell kann wohlwollende und ernsthaft hilfreiche Unterstützung aus dem direkten oder weiteren sozialen Umfeld den Verlauf der MS positiv beeinflussen. Allerdings können dagegen Verständnislosigkeit und Ablehnung die Symptomatik verstärken. Deshalb ist es gerade bei den NICHT sichtbaren Symptomen der MS, wie Fatigue, so ungemein wichtig, sich GUT auszutauschen und eine sichere Vertrauensgrundlage zu bilden. Denn sonst könnte eine (unangemessene) hohe Erwartungshaltung der Angehörigen eine starke Belastung für den MS`ler darstellen und somit leider eine Verstärkung der Fatigue-Symptomatik bewirken.

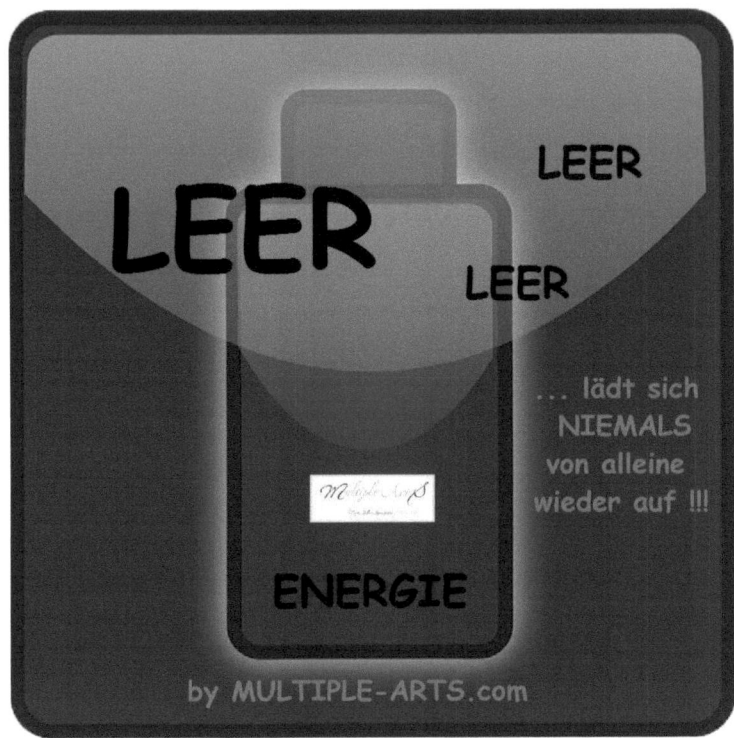

✓ MS`ler, die unter Defiziten (beispielsweise in der Aufmerk-samkeit) leiden, müssen sich stärker anstrengen, um Anfor-derungen in diesen Bereichen bewältigen zu können. Dieser erhöhte Energiebedarf kann daraufhin zur deutlich schnel-leren Erschöpfung führen.

Kurze Zusammenfassung:

Die emotionale Fatigue:
Fatigue-Anfall, der nach einer emotionalen Belastung oder Stress auftritt. (Ein Streit, Hektik, psychischer Stress, Reizüberflutung sind klassische Auslöser).

Motorische Fatigue
Hier ist der Auslöser ganz klar in körperlichem Stress und/oder Überlastung zu finden. (Beispielsweise ein Spaziergang, der zu lang dauerte).

Kognitive Fatigue: Gefühl des Ausgebranntseins, Leere und Nebel im Kopf, völlige mentale Erschöpfung, verlangsamte Reaktionszeiten.

✓ Fatigue ist ein **nicht zu beherrschendes Gefühl der Abgeschlagenheit**, Erschöpfung, Ermüdung und Energielosigkeit.

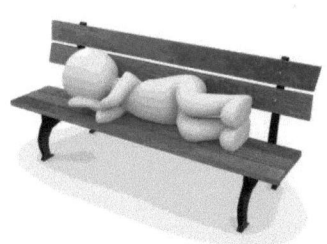

„Sie kann zu körperlichen, mentalen und sozialen Beeinträchtigungen führen und damit die Lebensqualität sehr deutlich reduzieren. Wichtig zu wissen ist noch, dass Fatigue unabhängig von dem körperlichen Behinderungsgrad (Paresen, Hirnnervenstörungen, Blasenstörungen etc.) auftreten kann.

Bis zu 90 % der MS-Patienten klagen im Verlauf ihrer Erkrankung über Fatigue, wovon bis zu 55 % der MS`ler sogar angeben, dass es eines der Hauptsymptome ihrer MS sei. Patienten benötigen für diese Aktivitäten häufiger und längere Ruhepausen. Diese können sich wiederum hinderlich auf den nächtlichen Schlaf auswirken. Zum anderen kann Fatigue auch die geistige Leistungsfähigkeit und die sozialen Aktivitäten beeinträchtigen. Die Patienten empfinden es häufig als körperlich bzw. geistig anstrengend, z.B. kontinuierlich Aufgaben zu erfüllen oder längeren Gesprächen zu folgen. Nicht selten werden sie dann, insbesondere wenn körperliche Defizite nicht ins Auge fallen, von ihrer sozialen Umwelt als „Drückeberger", jemand der sich „hängen lässt" oder mit dem nichts „los ist" wahrgenommen. "

(Quelle: http://www.krankenpflege-journal.com/multiple-sklerose/842-dipl-psych-c-engel-und-prof-dr-uk-zettl-fatigue-bei-ms-abnorme-energielosigkeit-fatigue-bei-patienten-mit-multipler-sklerose.html)

Was unterscheidet eine „übliche Fatigue" von dem Fatigue-Syndrom bei MS?

Eine MS bedingte Fatigue unterscheidet sich von einem Fatigue-Syndrom anderer Ursache dadurch, dass sie:

- schnell und plötzlich auftritt
- meist jeden Tag vorkommt
- trotz einer erholsamen Nacht morgens vorkommen kann
- durch Hitze oder Schwüle hervorgerufen oder erschwert wird
- normaler Weise schwerwiegender als eine normale Fatigue ist und sich auf den Tagesablauf auswirkt. (https://www.curendo.de)

Die Besonderheit der Fatigue-Symptomatik bei der MS ist, dass sie sich bei vielen MS`lern deutlich durch erhöhte Körpertemperatur (zum Beispiel nach körperlicher Anstrengung, erhöhter Außentemperatur) oder im Rahmen von **Infekten** verschlechtert. Außerdem kann die MS-Fatigue noch dazu sämtliche MS-Symptome mitbringen, was den Zustand zusätzlich deutlich erschwert.

Fatigue macht keinen Unterschied zwischen Frauen und Männern – das ist auch interessant, da ja von MS zu 2/3 Frauen betroffen sind.

BEWÄLTIGUNG / UMGANG mit der Fatigue

Ich habe MS,
ich habe Schmerzen, ich bin ununterbrochen erschöpft,
ich kann nicht schlafen, ich leide unter Inkontinenz,
kognitiven Leistungsstörungen;
ich kann nicht /oder nicht gut laufen,
ich habe Probleme mit dem Gleichgewicht und ich bin immer müde
Ich könnte 24 Stunden im Bett verbringen -
so fühle ich mich manchmal.

Aber NEIN! Ich kämpfe.

Heute ist mein MORGEN, HEUTE ist MEIN Tag.

Ich werde jede noch so kleine Möglichkeit nutzen und das Beste daraus machen.
Es ist meine Wahl und ich entscheide mich dafür, immer an das Gute zu glauben
und das BESTE aus ALLEM zu machen.
Ich lache, auch wenn mir zum Weinen zumute ist,
ich krieche, wenn ich nicht laufen kann: aber ich komme vorwärts.

Meine Kraft liegt darin, dass ich mich jeden Tag aufs Neue entscheide,
einen guten Tag daraus zu machen.
Ich werde alles mitnehmen, was ich HEUTE kann!

Ich kämpfe und lasse meine MS nicht gewinnen!

©2014MULTIPLE-ARTS.com

Eine Auseinandersetzung mit der eigenen Fatigue ist unentbehrlich. Das bedeutet, dass man genau hinschauen muss – auch wenn dies sehr anstrengend sein kann... Eine Auseinandersetzung mit sich selbst scheint oft schmerzhaft und teilweise - je nach „Altlasten" und Veranlagung - auch kaum auszuhalten, aber sie bringt im besten Fall sehr viel. Man lernt nicht nur die Symptome seiner Erkrankung und deren Auswirkungen besser kennen und kann sie somit besser einschätzen lernen, sondern man findet auch einen (neuen) Zugang zu sich selbst, der wiederum auf vielen Ebenen hilfreich sein kann. Allein schon, wenn man feststellt, dass es anderen Betroffenen genauso geht und man mit dem jeweiligen Problem nicht alleine ist, kann dies für die Seele sehr heilsam sein. Wenn man dann noch lernt, sich selbst und auch seine Erkrankung anzunehmen, liebevoll mit sich selbst und seinen Beeinträchtigungen umzugehen, ist man mitten in der Bewältigung einer solchen Erkrankung und dies kann nur Vorteile bringen.

Ich habe beispielsweise bestimmte wiederkehrende „Auslöser" bei mir festgestellt und kann versuchen, diese zu meiden. Im Alltag ist es natürlich nicht immer möglich, solchen Auslösern aus dem Weg zu gehen. Aber wenn man weiß, dass beispielsweise Einkaufen eine Fatigue auslöst, kann man überlegen, wie man den Einkauf besser gestaltet, oder ob man eine andere Vorgehensweise in Betracht zieht (zum Beispiel, dass man lieber zwei kleine Einkäufe macht). Das wird jeder für sich herausfinden müssen. Das heißt also, man muss sich über längere Zeit hinweg genau beobachten um herauszufinden, welche individuellen Einflussfaktoren erkennbar werden. Hierzu gehören dann auch Fragen wie: „Welche persönlichen Zusammenhänge finde ich?"; oder auch: „In welcher Situation fühle ich mich müde oder NICHT müde?".

Des Weiteren sollte man seine eigenen Gefühle hinsichtlich der Fatigue unter die Lupe nehmen: „Wie denke ich über mich, wenn ich Fatigue habe?"; oder auch: „Was glaube ich, denken die anderen über mich?".

So widersprüchlich wie Ihre Emotionen darauf ansprechen, so widersprüchlich verhält es sich auch mit der Fatigue. Denn es gilt ebenfalls herauszufinden, was die Fatigue eventuell positiv beeinflussen kann. Das heißt im Umkehrschluss, dass man sich auch fragt, wann es einem gut geht, wann man nicht müde, sondern vital ist.

Leider werden wir immer wieder mit den gut gemeinten Ratschlägen versorgt, die vielleicht zwar anderen helfen, aber nicht uns. Deshalb sind die besten Ratschläge meist jene, die man für sich selbst erarbeitet hat. Dann kann man auch besser zu sich stehen und sich gegebenenfalls verteidigen - mit Selbstbewusstsein und Selbststand, denn dann wissen wir ziemlich genau, was uns guttut und was nicht.

Fatigue ist ein äußerst ernstzunehmendes Symptom! Auf Grund seiner enormen und zum Teil drastischen Präsenz hat dieses Symptom für die Patienten und deren Angehörige eine sehr große Bedeutung.

Was für mich zur Fatigue an sich immer noch erschwerend hinzukommt, sind die Emotionen, die mit ihr hochkommen. Zum einen Gefühle wie Trauer, Verzweiflung und Wut - zum anderen merke ich, dass mich dieser Erschöpfungszustand manchmal auch „aggressiv" macht. Dann bin ich genervt und alles ist mir zu viel. Zur Fatigue gesellen sich sehr schnell sowohl das Uhthoff-Phänomen, als auch die Reizüberflutungs-Problematik und ein gewisses Gefühls-Chaos. Das alles zusammen ist eine Art Super-Gau und mich erwischt dieser spezielle Cocktail dann beispielsweise gerne, wenn ich im Supermarkt einkaufe, gestresst bin und mir sowieso gerade alles zu viel wird – wenn ich dann noch jemanden treffe, oder gar mehrere Personen nacheinander, kommt noch dazu, dass ich eventuell lange stehen muss und somit auch körperlich schneller erschöpft bin. In Phasen, wenn es mir sowieso nicht gut geht und mir dann solche Situationen begegnen, würde ich am liebsten in Tränen ausbrechen: mitten im Supermarkt! Ich fühle mich dann hilflos und überfordert. Wie ich schon beschrieben habe, wird mir dann ganz PLÖTZLICH alles zu viel. Ein Kleinkind würde sich jetzt sicher jammernd an seine Mama klammern oder sich schreiend auf den Boden werfen – nun sind wir diesem Alter aber längst entwachsen und möchten gerne angemessen reagieren. Das ist aber nicht einfach im Moment des Super-Gaus.

Das MS-Gehirn IST dann völlig überfordert, der Köper meldet schon längst Warnsignale an das Gehirn und das Gehirn schickt Meldungen an den Körper - was diese beiden wiederum gerne ignorieren und sie noch dazu aus der Bahn wirft. Somit nimmt ein grenzenloser Kreislauf der Verwirrung und Erschöpfung seinen Gang, gepaart mit einem grenzenlosen Gefühls-Chaos. Dann kann es auch passieren, dass man sich plötzlich gar nicht mehr „normal" verhalten kann, sondern vielleicht gar aggressiv und genervt reagiert, was unser Gegenüber kaum begreifen kann – WEIL man uns ja wieder einmal dieses umfassende schreckliche Symptom der Fatigue und Kraftlosigkeit nicht ansieht. Noch weniger sieht man uns an, was unser Gehirn in diesem Moment gerade leistet. Ein Autoimmun-Sturm höchster Güte, ein verwirrtes MS-Hirn und übrig bleibt ein völlig überforderter MS´ler. Grenzenlos erschöpft, vielleicht auch verschämt und mit Sicherheit sehr traurig. Das ist kein „erfundenes" Szenario, sondern es ist Alltag im Fatigue-Leben.

Sicherlich kann man im Nachhinein noch einmal das Gespräch (zum Beispiel mit dem Gegenüber aus dem Supermarkt) suchen und seine Situation erklären; sicher kann das „jedem Mal passieren" und sicher hört sich das jetzt auch nicht so schlimm an. Fakt ist aber, dass es uns nicht nur „Mal" passiert, sondern dass wir täglich solchen und ähnlichen Situationen begegnen. Denn es kostet uns unglaublich viel Kraft, solche Erlebnisse zu überstehen und sich danach nicht noch zu vergrämen. Fakt ist, dass wir anschließend nur noch ein Häufchen Elend sind und unser Körper dringend RUHE braucht um sich sortieren zu können.

Noch dazu kommt, dass die Auseinandersetzung im Nachhinein mit all diesen ausgelösten Zuständen ja wieder enorm viel Kraft kostet. Ein derart außer Kraft gesetztes MS-Hirn mit solchen Erlebnissen, muss erst einmal von der Schaltzentrale aus an den Körper funken, dass nun „alles wieder gut" ist. Und der Körper muss bereit sein, diesen Befehl anzunehmen – das kann er nur, wenn er nicht noch im Ausnahmezustand ist, sondern langsam wieder in seinen Normal-Fatigue-Erschöpfungs-Zustand zurückgekehrt ist. Und das braucht Zeit und Selbstfürsorge. Dann kann es auch sein, dass der Einkauf einmal stehen bleibt und nicht gleich weggeräumt wird, oder dass das Telefonat, das der Anrufbeantworter meldet, nicht direkt beantwortet werden kann. Ebenso ist dann Mailen geradezu unmöglich. Man braucht RUHE, absolute Ruhe, ein Abschalten aller äußerlichen Reize – um herunterzukommen aus diesem Tsunami-Wirbelsturm des Körpers und der Seele. Man braucht Achtsamkeit sich selbst gegenüber und grenzenloses Verzeihen: sich, seinem Körper und seiner Seele gegenüber. Denn wir wurden in diesen Tsunami verwickelt, wir wurden von ihm überrollt, ohne auch nur die geringste Chance gehabt zu haben, etwas dagegen tun zu können.

Fatigue hat etwas „Überwältigendes" und selbst Ärzte sind sich mittlerweile klar darüber und berichten entsprechend, dass man sie nicht „überwinden" kann und sich auch nicht „zusammenreißen" kann. Es geht einfach nicht. Wenn man sich deutlich macht, dass Fatigue ein Symptom einer Erkrankung ist, wie der Ausschlag bei Windpocken – dann wird klar, dass man in dem „Moment des Überrolltwerdens" nichts dagegen tun kann. Wir sind diesem Symptom in diesem Augenblick ausgeliefert und zwar völlig! Da man es uns (leider) nicht ansieht, ist es wirklich schwer begreifbar zu machen, denn selbst Aussagen, wie: „Man fühlt sich wie vom Laster überrollt!", treffen es nicht im Entferntesten.

Es bleibt uns also ein gutes Einstellen auf dieses Symptom, ein ausgeklügeltes Energie-Management im Vorfeld, sowie viele viele Ruhepausen und ein möglichst erfüllendes und ausgleichendes Tun in unserem Leben.

Dass die Fatigue einer der Hauptgründe zur vorzeitigen Verrentung bei MS ist, wundert daher nicht.

Zum Glück gibt es auch die Tage, die nicht von der Fatigue bestimmt sind, die ohne „besondere Vorkommnisse" verlaufen und das ist auch gut so. ☺ Denn diese Tage zeigen uns, dass das Leben durchaus noch lebenswert ist und sein kann und sie geben uns dann auch die Kraft für die schwereren Tage und Zeiten.

Fatigue als Chance?

Als Chance kann ich weder die MS, noch die Fatigue direkt sehen. Aber beide haben mich gelehrt, dass es so wichtig ist, mehr im Hier und Jetzt zu leben. Auch kann ich somit mehr den „Moment" genießen und mich auf die schönen und guten Dinge im Leben besinnen – ebenso lernt man dann, die lieben Freunde und Angehörigen, die man (noch) hat, umso mehr zu genießen.

Ebenso liebe ich seit meiner Fatigue die Natur – das Aufhalten im Freien und das Beobachten, wie sich die Natur weiterentwickelt und verändert. Denn sie zeigt uns auch, *dass* es weiter geht. Im Frühjahr sprießt die Natur hervor und zeigt uns am Deutlichsten, was Wachsen und Reifen bedeutet. Das kann ich mittlerweile auch auf mein Leben übertragen. Es geht immer weiter und man kann an sich arbeiten, dass man sich eher auf die positiven und guten Dinge (und Menschen) im Leben konzentriert. Dann hat all das Negative nicht mehr so viel Raum um sich zu entfalten. ☺

Und wenn man Fatigue hat, ist die Vorfreude auf ein bevorstehendes Ereignis größer – denn man plant bewusst, legt im Vorfeld schon viele Pausen ein und besinnt sich somit deutlich mehr darauf, weil man sich intensiver vorbereitet. Wir leben mit Sicherheit etwas bewusster als ein selbstverständlich Gesunder.

Behandlung:

Steckt hinter der Fatigue eine organisch bedingte Ursache, wie zum Beispiel Blutarmut (Anämie), ist manchmal eine medikamentöse Behandlung möglich. Das Gleiche gilt, wenn beispielsweise schwere Schlafstörungen, Schmerzen oder Schilddrüsenerkrankungen mit Fatigue einhergehen.

Schwieriger wird es, wenn die Ursache der anhaltenden Erschöpfung völlig unbekannt ist oder mehrere Faktoren zur Entstehung einer Fatigue beitragen, wie es bei vielen chronischen Erkrankungen und besonders der vielschichtigen MS der Fall ist.

Das natürliche Umfeld des Betroffenen gilt es zu beachten: Die Raumtemperatur oder auch die Beleuchtung ist wichtig. Die Augen werden durch eine ungenügende oder grelle (zum Beispiel Neonröhren) Lichtquelle überanstrengt und ermüden schneller. Überhitzte Räume können Mattigkeit fördern.

Im Endeffekt muss jeder für sich selbst herausfinden, welche äußeren Umstände ihn am ehesten belasten und an welcher Stelle er das Problem am besten anpacken kann.

Hilfreich ist es hierbei, ganz systematisch zu überprüfen, wer oder was einen am meisten belastet. Nicht immer sind es nur „Dinge", sondern auch Freunde, die den Betroffenen einfach nicht verstehen wollen. Sich einen Zettel zu nehmen und zu notieren, was einem dazu einfällt und auffällt, kann der erste Schritt zum lösungsorientierten Handeln sein.

Sicher ist es leichter, für einen kühleren Raum zu sorgen, als einen „Kollegen zu entsorgen" ;-) Trotzdem sollte man alles aufschreiben und Lösungsstrategien überlegen und entwickeln und notfalls auch das Gespräch mit einem Fachmann / Psychologen suchen.

Außerdem wird empfohlen, ein Protokoll zu erstellen, was wirklich besonders müde macht. Mir persönlich hat das nicht viel geholfen, aber das ist ja bei jedem anders. Vielleicht erkennt man eine gewisse Struktur an erschöpfenden Aktivitäten.

Das ENERGIE-MANAGEMENT:
Planen und Organisieren:

Seinen Tagesablauf so zu planen, dass man die bekannten Schwierigkeiten umgehen kann, ist bei Fatigue wirklich notwendig. Nicht zu viele Aktivitäten auf einen Tag zu legen, ist ebenso nötig, wie sich bestimmte Uhrzeiten für gewisse Vorhaben zu überlegen. Einkaufen in der Mittagshitze ist wenig sinnvoll – in dieser Zeit ist vielleicht ein Telefonat im kühlen Raum angenehmer.

Und man sollte immer so planen, dass man auch kurzfristig umdisponieren kann. Das ist immer dann schwierig, wenn andere Personen mit in die Planung einbezogen sind, aber man muss lernen, in erster Linie auf sein eigenes Befinden Rücksicht zu nehmen. Auch das ist nicht einfach, aber eine dringende Notwendigkeit.

Ich wäge für mich selbst auch immer sorgfältig ab, ob es Sinn macht und mir nicht schadet, wenn ich mich nun aufraffe. Gleichzeitig beobachte ich mich sehr genau, ob dies nun eine Art „Faulheit" ist, oder ob mir mein Körper tatsächlich signalisiert, dass er es nun einfach nicht schafft. Das erfordert Übung und vor allem eine solide Eigen-Reflektion, aber man kann es schulen und wird in der Anwendung auch sicherer.

Sich helfen lassen ist teilweise ebenfalls nicht einfach, aber gleichzeitig auch manchmal so wichtig und notwendig. Wie oft macht man den Fehler, sich selbst zu viel zumuten und zu viel selbst machen zu wollen.

Das Zauberwort heißt „Achtsamkeit": sich selbst und Anderen gegenüber. Auf sich und seine Bedürfnisse zu achten ist bei Fatigue kein Egoismus (wenn es im normalen Rahmen passiert), sondern so notwendig wie Essen und Trinken. Wenn man mit sich selbst achtsam, fürsorglich umgeht, kann man dies auch einfacher auf sein Gegenüber übertragen.

Und als Motto gilt immer: Ausruhen, Pausen einlegen und Energie-Management betreiben, BEVOR der Fatigue-Anfall kommt; und sollte er doch zuschlagen, dann möglichst gleich eine Pause einplanen.

ENERGIE-MANAGEMENT bei der MS-Fatigue

Wie schaffe ich das? Tipps und Tricks!

Es gibt ja als eigenständige Erkrankung noch das Chronical Fatigue Syndrom (CFS), das zwar Ähnlichkeiten mit der MS-Fatigue aufweist, aber nicht verwechselt werden darf, da man bei der MS-Fatigue davon ausgeht, dass Läsionen und Begleitumstände der MS zu einer Fatigue führen.

Aber auch bei CFS wird ein Energie-Management empfohlen, es nennt sich **„Pacing bei CFS"**.

„Pacing" ist das Gleiche wie das Energie-Management aber ebenso keine „Form von Behandlung" oder Therapie, sondern einfach nur eine sinnvolle Handhabung und Möglichkeit, mit der vorhandenen Energie zu haushalten.

Wie fast alle Fatigue`ler wissen, kann das sinnvoll und sorgsam ausgeführte Energie-Management im besten Fall die Anzahl und

Schwere von Fatigue-Attacken begrenzen – und zwar so, dass man gar nicht erst in diese Spirale von Überanstrengung, Grenzüberschreitung und anschließenden Zusammenbruch gerät.

Aber auch das wissen wir: das ist die Theorie und manchmal kann noch so viel gutes Betreiben von Energie-Management uns nicht vor einer Fatigue-Attacke schützen.

Deshalb stellt sich unter anderem die Frage, dass man sich überlegt, wo die individuellen Grenzen denn liegen. Oder wie man sinnvoll kürzertreten kann, damit zu der ohnehin vorhandenen ständigen abnormen Müdigkeit, nicht noch die Fatigue-Anfälle hinzukommen.

> **Denn das Ziel eines Energie-Managements sollte es sein, so aktiv wie möglich zu bleiben, dabei aber durch Überanstrengung ausgelöste Rückfälle/Fatigue-Attacken zu vermeiden.**

Ich finde, dass genau dieses Ziel erstrebenswert und doch eines der Schwersten ist. Denn anders als bei CFS sind wir ja meist auch durch die MS noch körperlich in irgendeiner Form beeinträchtigt und die Fatigue setzt sich obendrauf. Doppelte Belastung also, die wiederum mit sich bringt, dass wir doppelt und dreifach gut überlegen müssen, wie wir mit den eventuell schon angeschlagenen Kräften und motorischen Fähigkeiten unseres Körpers haushalten und dann noch ein für die Fatigue so wichtiges Energie-Management betreiben. Denn noch dazu kommt ja, dass sich beides gegenseitig bedingt und leider nicht ausschließt.

Deshalb ist ein sehr sorgsames Planen oft von Nöten.

Bei mir ist die Fatigue ja wirklich durch die Einnahme meines kleinen Wundermittels CBD besser geworden, deutlich besser, aber trotzdem ist sie noch da – denn es liegen ja auch Schädigungen der MS vor.

Ich weiß für mich beispielsweise: Wenn ich am Freitag auf eine Party eingeladen bin, die mir wichtig ist, dann streiche ich mir im Kalender die komplette Woche entsprechend an. Dann weiß ich, dass ich an den Tagen davor viel Energie-Management betreiben MUSS! Das heißt: keine großen Aktivitäten und ab Donnerstag quasi sogar das Gassi-Gehen und Einkaufen einschränken oder streichen. Das bedeutet ab Montag davor einfach „runterfahren", weniger körperliche und/oder geistige Aktivität, vermehrtes Hinlegen/Ausruhen und noch mehr Pausen als sonst einlegen.

Am Freitagvormittag heißt es: NICHTS tun! Gassi nur im Mini-Format und ansonsten KEINE Aktivität: kein Treffen, kein Telefonat und erst recht kein Einkauf.

Samstag und Sonntag werden ebenfalls komplett von Aktivität befreit. Denn diese beiden Tage dienen nur dem Ausruhen – dem Energie-Management im Anschluss sozusagen.

Ähnlich ist es, wenn ich Blogger-Treffen, Lesungen oder Workshops habe und selbst Urlaube werden entsprechend geplant, denn allein die Reise ist ja Höchstanstrengung.

Auch wenn ich Telefonate führen muss/will: ich telefoniere meist nur noch nach genauer Terminabsprache, damit ich mich vorher und nachher ausruhen KANN!

Grenzen anpassen

Trotzdem ist es wichtig, sich nicht innerhalb seiner gesetzten Grenzen völlig auszuruhen, sondern auch immer wieder mal eine kleine Grenzüberschreitung zu probieren. Im besten Fall kommt man so nämlich schrittweise – vor allem mit Hilfe des CBD (später mehr dazu) – in die Lage, immer mal auch mehr zu schaffen.

Diese Gratwanderung ist sicherlich sehr schwierig auszuloten und selbst, wenn man mal mehr geschafft hat, kann es ja sein, dass es beim nächsten Mal weniger gut klappt und die Fatigue erbarmungslos zuschlägt.

Denn eines ist sicher:

Die Fatigue ist in ihrer Unberechenbarkeit sehr berechenbar!

Akzeptieren der individuellen Grenzen

Ein weiterer wichtiger Lernprozess ist das Akzeptieren der eigenen Grenzen (und zwar der jeweiligen Tagesform angepasst) und eine Aktivität dann zu beenden, wenn man das Gefühl hat, der Punkt sei erreicht, an dem aus „normaler" Erschöpfung eine Fatigue werden könnte.

Fatigue-Anzeichen beachten lernen

Das heißt, man muss lernen, seine individuellen Fatigue-Anzeichen genauestens zu beobachten und dann im Ernstfall auch wahrzunehmen – als Anzeichen, dass nun eine Pause notwendig ist.

Lernen, auf unseren Körper zu hören

Bei mir ist das eine merkwürdige Kopfmüdigkeit mit „Watte" im Kopf und gleichzeitig werden meine Beine schwer und taub…. Wenn dann noch der Gesichtsnerv taub wird oder meine Augen „spinnen" (sich nicht mehr gut halten können – wie ein Eigenleben der Augen), dann ist „höchste Eisenbahn": SOFORTIGES Hinlegen. Dann ist es meist schon zu spät. Das bedeutet, dass ich bei den allerersten dieser Anzeichen schon reagieren MUSS, um eine schwere Attacke zu verhindern.

Lernen, die täglichen Aktivitäten zu begrenzen oder sinnvoll einzuteilen

Das ist ein weiterer Schritt: wir müssen akzeptieren, dass wir vielleicht nicht mehr so leistungsfähig wie ein gleichaltrig Gesunder sind. Wir MÜSSEN akzeptieren, dass es notwendig sein kann, unsere Tages-Aktivitäten der Fatigue anzupassen.

Das muss individuell jeder für sich herausfinden. Ich weiß, dass ich nicht an einem Tag einen Großeinkauf machen kann und dann noch einen weiteren Termin schaffe.

Also muss ich lernen, Prioritäten zu setzen.

Wenn ich mich mit Freunden treffen möchte, darf es an diesem Tag NUR dieses Treffen geben. Punkt!

Pläne sind wichtig, aber man kann sie ändern

Bei all den Vorkehrungen, der Organisation und dem Pläneschmieden, was so wichtig für uns ist (= Energie-Management), müssen wir auch akzeptieren, dass man Pläne umwerfen KANN! ;)

Nichts ist in „Stein gemeißelt" und wir dürfen es uns erlauben, auch einen Plan mal nicht einhalten zu KÖNNEN.

Wenn uns unser Körper und/oder Geist signalisiert, dass wir JETZT dringend Ruhe brauchen, dann müssen wir auf ihn hören, um Folgen zu vermeiden. Folgen könnten nämlich dazu führen, dass weitere Pläne nicht eingehalten werden können.

Und wieder befinden wir uns inmitten der Gratwanderung: Energie-Management zu Gunsten des Energie- und Krafthaushaltes unseres Körpers/Geistes betreiben und dazu gehört auch Planen, oder aber in Selbstfürsorge und Achtsamkeit zuzulassen, dass „es" (leider) gerade nicht geht.

Zum Thema Prioritäten setzen und Energie einsparen gehört auch, dass man ganz praktisch denkt: ist es notwendig unbedingt heute die Waschmaschine anzustellen, oder ist es morgen vielleicht sogar günstiger? Muss der abgewaschene Teller unbedingt jetzt sofort abgetrocknet werden, oder könnte man ihn auch in ein Gestell stellen und trocken lassen?

Mein Fatigue-Alltag

Für mich stellen sich solche Fragen täglich und mittlerweile ist es mir gelungen, auch gut mal etwas sein LASSEN zu können. Muss ich heute staubsaugen? Reicht es nicht auch morgen? Muss ich unbedingt einkaufen gehen, oder reicht es auch noch an einem anderen Tag? Kann ich nicht auch mal schnell in einen kleinen Laden „springen", wenn mir nur ein Jogurt fehlt, anstatt gleich in den riesigen Laden einkaufen zu gehen?

Es gibt Tage, an denen ich vermeide, in den ersten Stock zu gehen, da mir die Energie dann schlicht und ergreifend fehlt. Dafür habe ich ein Körbchen, das auf der Treppe steht und in das ich die zu transportierenden Dinge hineinlege und abends mit hochnehme. An anderen Tagen steige ich bewusst mehrfach die Treppen hoch, weil ich mich fit fühle und meine Muskulatur und Kraft etwas steigern und erhalten möchte.

So plane ich auch genau, wenn ich koche oder backe. Möchte ich zu einer Feier eine Torte mitbringen, zücke ich meinen Kalender und schaue, wie ich es mit Energie-Management am Effizientesten hinbekomme. So kommt es auch vor, dass ich den Biskuitboden beispielsweise ein paar Tage vorher backe und einfriere. So bleibt mir für die Füllung beispielsweise mehr Energie übrig und auch nicht so viel Arbeit.

Tagebuch führen

Wenn man sich nicht sicher ist, was individuelle Auslöser für eine Fatigue sein könnten, kann man mal vier Wochen lang ein Tagebuch führen und sich aufschreiben, was man gegessen hat, welche Medikamente genommen wurden und was es sonst noch Wichtiges/Interessantes und auch Uninteressantes gab. Vielleicht kann man später an Hand dieser Aufzeichnungen einen Rhythmus oder ein Muster erkennen, das zeigt, wann oder wo die Fatigue am Häufigsten aufgetreten ist.

Sich zusätzliche Aktivitäten zu notieren, spricht für sich in solch einer Abfolge.

Dabei ist zu beachten, dass manche Rückfälle erst einige Tage nach irgendwelchen Ereignissen auftreten.

Stress-Toleranz-Pegel einzuschätzen lernen

Jeder hat eine andere Frustrationstoleranz und ein anderes Level, um Stress auszuhalten. Deshalb ist es wichtig, die für einen selbst stressreichsten Situationen zu erkennen und als solche auch zu bewerten. In Liebe zu sich selbst – also nicht im Sinne von Wertung/Abwertung, sondern man muss lernen, diese stressauslösenden Situationen zu erkennen und dann entsprechend zu vermeiden und im Energie-Management mit einzuplanen. Das heißt, man kann quasi **Stress-Schweregrade** für sich entwerfen.

Wie bereits erwähnt, stresst mich der Lebensmittel-Einkauf seit ein paar Jahren enorm. Das gefällt mir nicht, ist aber so. Das heißt also für mich, wenn ich nicht verhungern möchte, dass ich mir diese Einkäufe so plane, dass sie möglichst wenig Energie verbrauchen und mich nicht stressen. Ich vermeide beispielsweise mittlerweile auch Uhrzeiten, von denen ich weiß, dass ich viele Bekannte treffen würde – da mich das Erzählen dann zusätzlich stressen und überanstrengen würde.

Außerdem weiß ich, dass ich mich nach solch einem Einkauf dringend hinlegen muss – das heißt, es wäre äußerst unvernünftig, wenn ich danach noch etwas plane.

Ich packe auch die Lebensmittel schon entsprechend getrennt in mein Auto ein: das heißt, alle Lebensmittel, die in den Kühl- oder Gefrierschrank müssen, kommen in eine extra Tasche. So kann ich im Notfall einer Erschöpfung, alle Taschen im Auto lassen und brauche nur die Box mitzunehmen, in denen die verderblichen Waren sind. Sie räume ich dann auch direkt ein – lege mich dann aber oft sofort hin und kümmere mich um den Rest später oder auch erst am nächsten Tag.

→ Manchmal muss man auf altgediente Verfahrensweisen einfach zu Gunsten des Energie-Levels verzichten.

Bewegungs-Anstrengung kontrollieren

Es kann sehr hilfreich sein, wenn man seine Bewegungen kontrollierter einsetzt. Beispielsweise langsamer geht, sich abstützt, hinsetzt und so weiter – all dies, um Kraft und Energie zu SPAREN: **nicht, weil man faul ist, sondern weil man effizient handelt!**

Es ist niemandem gedient, wenn den Körper plötzlich so die Kraft verlässt, dass man sich nicht mehr auf den Beinen halten kann oder auch im Rollstuhl in sich zusammensackt.

Wenn ich auf Workshops, Video-Drehs und Partys bin, versuche ich wirklich, nur minimale Kraftanstrengungen zu leisten. Das plane ich auch im Vornherein manchmal: Beispielsweise würde ich zu einem Video-Dreh niemals mit der U-Bahn fahren, da mich das schon total auslaugen würde, sondern nehme mir ein Taxi. Wieder muss ich mich für Prioritäten entscheiden und notfalls nehme ich den erhöhten finanziellen Betrag auf mich, um anschließend einen gelungenen und schönen Tag erleben zu können.

Aber auch das muss jeder für sich selbst entscheiden, denn auch dies ist bei jedem Menschen anders. Selbst unter Fatigue`lern ist das völlig unterschiedlich.

Wenn's läuft, dann darf es laufen! ;)

Das ist aber auch klar: wenn es gerade mal gut läuft und es uns gut geht, dann dürfen wir auch experimentieren und uns einfach mal freuen, dass es gerade so ist. Ich habe Phasen, da macht mich Hinlegen und Ausruhen völlig „gaga", da will mein Körper Bewegung und „Action"! Dann höre ich auch darauf und biete ihm seine Bewegung und Aktivität. Und bin glücklich, dass es funktioniert. ;)

Denn wenn man immer nur in Alarmbereitschaft und übervorsichtig ist, dann bremst man sich ja ebenso aus — und das kann nicht gut sein.

Deshalb ist es so wichtig, dass wir lernen, auf unseren Körper zu hören und uns auch dementsprechend zu verhalten. Grenzen sind wichtig, aber man darf sie in diesem Falle auch mal ausdehnen — denn wir wollen uns ja auch nicht ein tolles Erleben nehmen lassen, sondern das ERKENEN, dass wir es geschafft haben — zu was wir noch fähig sind und was wir trotz Fatigue noch alles leisten können. Dies wäre nämlich fatal, denn unser Ziel ist ja, so wenig wie möglich an Lebensqualität einzubüßen und so sinnvoll „normal" wie möglich leben und genießen zu können — oder nicht? :)

Grenzen setzen ist erlaubt

Aber wir dürfen uns auch abgrenzen und Grenzen setzen: wenn uns etwas zu viel wird - ein Telefonat, ein Gespräch - dann dürfen und müssen wir es auch formulieren. Das ist nicht einfach, aber man kann es erlernen. Zumindest kann man sich auf den Weg des sinnvollen Abgrenzens machen. :)

Wechsel der Aktivitäten

Mir hilft es gut, wenn ich zwischen körperlicher und geistiger Arbeit mit Ruhepausen versehen **abwechsle.** Das heißt: wenn ich im Garten etwas gearbeitet habe und merke, dass es nun reicht - ich aber noch mehr vorhatte - dann hilft es, wenn ich mich mal an meinen Laptop setze und Mails checke oder auch mal bei Facebook vorbeischaue. Das entspannt Körper und Geist und gibt dann wieder Kraft, im Garten später weiter arbeiten zu können. So kann man einer vorzeitigen oder auch kompletten Ermüdung der Muskulatur vorbeugen.

Ebenso kann es sinnvoll sein, wenn man lange am Laptop gesessen hat und die Augen schon ermüdet sind, etwas zu tun, was eine insgesamte körperliche Bewegung erfordert, aber die Augen entlastet. Das heißt, man sollte dann nicht etwa ein Buch lesen, sondern vielleicht die Blumen gießen, oder Wäsche zusammenlegen….

Wichtig ist, dass körperliche wie geistige Aktivitäten und Ausruhen in einem ausgewogenen Verhältnis zueinanderstehen.

Was RUHE für jeden einzelnen bedeutet, ist wiederum sehr unterschiedlich. Manche Fatigue`ler müssen dann schlafen, andere legen sich hin und hören Musik (Fernsehen ist meist kontraproduktiv, da es zu viele Reize gibt), und wieder andere lesen - oder: bei mir ist es oft so, wie auch gerade - dass ich einen Artikel schreibe. Das tut mir gut, strengt mich nicht an und befriedigt mich – anschließend allerdings muss ich mich etwas bewegen.

So plane ich vorher oder auch spontan meine Aktivitäten – manchmal werfe ich alle Pläne über den Haufen und an anderen Tagen kann ich sogar noch etwas dazu packen. So unterschiedlich ist das und die Kunst besteht darin, sich dem jeweiligen Zustand anzupassen – ohne sich zu grämen, denn emotional Negatives kann ja wiederum eine emotionale Fatigue auslösen…

Fazit

Mein Fazit ist deshalb, dass jeder individuell seine eigenen Möglichkeiten, seine Stärken und Schwächen und seine Grenzen ausloten muss, um ein sinnvolles und zielführendes Energie-Management betreiben zu können. Vergleiche mit anderen sind sinnlos, denn MS ist einfach die Krankheit mit den 1000 Gesichtern!

©2018 Heike Führ/multiple-arts.com

Links:

PDF: „FATIGUE – wie sie sich anfühlt!" zum kostenlosen Herunterladen:
http://multiple-arts.com/pdf-fatigue-wie-sie-sich-anfuhlt-zum-kostenlosen-herunterladen/

LINKS – Was ist Fatigue und wie fühlt sie sich an?

http://multiple-arts.com/?s=fatigue+eine+emotionale+erklärung
http://multiple-arts.com/fatigue-meine-bilder-der-todmuden-gestalt-der-ms-einblick-ms-persoenlich-de/
http://multiple-arts.com/wenn-man-immer-mude-ist-fatigue/
http://multiple-arts.com/uhthoff-und-fatigue-ein-teufelspaar/
http://multiple-arts.com/lebendig-begraben-fatigue/
http://multiple-arts.com/fatigue-der-unterschied/
http://multiple-arts.com/wer-fatigue-kennt-so-fuhle-ich-mich-jeden-tag/
http://www.cfs-aktuell.de/index-Dateien/Goudsmit.pdf

Alltags-Tipps zum Umgang mit Fatigue:

Hier geht es darum, seine Energie und Kraft einzusparen. Anfangs konnte ich mich mit dem „Einsparen" nicht anfreunden, da ich das Gefühl hatte, mich dadurch noch mehr zu beschränken und der MS zu viel Aufmerksamkeit zukommen zu lassen. Das war wohl aber ein Aufmüpfen meines inneren kleinen Kindes, das sich verständlicher Weise so sehr nach Normalität sehnt.

Normalität habe ich aber schon lange nicht mehr. Allerdings habe ich mittlerweile wieder eine Routine-Normalität, weil ich mein Leben und meinen Alltag der Fatigue angepasst habe.

Beim „Einsparen" geht wirklich ganz banal darum, sich so „einzurichten", dass man möglichst wenige Wege beschreiten muss. Das hat nichts mit Faulheit zu tun, oder dass man sich nicht bewegen möchte. Ich bewege mich bewusst mehrfach am Tag (an guten Tagen verzichte ich auf diese strenge Regel), gehe Gassi, mache Gartenarbeit und so weiter.

69

Aber wenn ich morgens nach dem Duschen meinen Cappuccino koche, dann bereite ich alles für meine „Schaltzentrale" im Wohnzimmer vor: ich habe mir dort eine gemütliche Ecke mit einem Holz-Deck-Chair, einer Palme und einem hübschen Schirmchen eingerichtet. Dort schalte und walte ich ;-) Hier schreibe und telefoniere ich. Links von mir steht ein kleines Tischchen mit Getränken, Büchern und Zeitschriften, rechts von mir liegen mein Handy und mein Laptop parat. In dieser Ecke kann ich tatsächlich rein theoretisch viele Stunden zubringen. Ich brauche das körperliche Ausruhen nach dem Aufstehen und Duschen und verbinde diese dann nutzbringend mit meiner Schreibarbeit – Facebook, meinen Mails und dem Schreiben von Texten.

Dann entscheide ich, wann ich Gassi gehe und wie weit und wie ich meinen weiteren Tag gestalten könnte. Meinen Ressourcen angepasst.

Natürlich läuft auch nicht jeder Tag gleich ab, ich gehe mit Freundinnen frühstücken oder habe morgens Termine. Aber dieses Beispiel erklärt, wie man kräfteschonend in den Tag starten kann.

Außerdem hilft:
- So viel wie möglich im Sitzen zu erledigen
- Dinge, die man häufig braucht, sollte man gut erreichbar aufbewahren.
- Ausreichende Beleuchtung am Arbeitsplatz, sowie frische Luft sind energiefördernd
- Zwischendurch leichte Dehn- und Entspannungsübungen durchführen
- Hilfsmittel, wie einen langen Schuhlöffel bereithalten
- Beim Kochen vermehrt elektrische Hilfsmittel wie elektrische Büchsenöffner oder Mixer verwenden. Manchmal lohnt es sich auch, gleich vorzukochen.

So gibt es noch viele weitere Beispiele, die sich jeder für sich und sein Zuhause, oder seinen Arbeitsplatz überlegen kann.

DAS sind die Fakten. Es ist das, was über Fatigue in den Lehrbüchern steht und was man überall nachlesen kann.

Was die Fatigue aber tatsächlich mit uns Betroffenen macht, was sie uns abverlangt – das ist so hoch emotionell und lebenseingreifend, dass man es mit Worten kaum beschreiben kann.

Ich habe ja einige Texte zum Thema FATIGUE verfasst, die ich hier alle veröffentliche, damit sowohl Betroffene sich wiederfinden können und sich und dieses abartige Symptom verstehen, als auch für alle Angehörigen, die fassungslos mit ansehen müssen, wie wir leiden, wenn diese schreckliche Fatigue Besitz von uns ergreift. Angehörige sind oft hilflos in diesen Momenten und wissen nicht, was genau uns da gerade „passiert" und uns so zerstört und demoralisiert.

Damit auch sie es besser verstehen können und sich in uns hinein-versetzen lernen – dafür sind die Texte ebenfalls gedacht.

Wichtig zu erwähnen ist allerdings, dass es NOTWENDIG ist, dass sich Betroffene äußern. Ein Angehöriger kann weder zaubern, noch Gedanken lesen. Dass man mitten im Fatigue-Anfall nicht fähig ist, sich zu erklären, versteht sich von selbst.

Aber man kann „Prävention" betreiben und seinen nahestehenden Personen im Vorfeld erklären, was es mit der Fatigue auf sich hat. Dann wissen sie im Akut-Fall Bescheid.

Man kann auch ein Zeichen vereinbaren, sei es eine winzige Hand-bewegung, oder das Wort „Fatigue", damit der Angehörige sofort signalisiert bekommt, dass es wieder „soweit" ist.

Anmerkung: mittlerweile habe ich meine „Schaltzentrale" auf mei-ner Couch mit einem Beistelltisch. Wichtig ist einfach, dass man sich unnötige Energie einspart und in dieser „Ecke" versorgt ist. :)

Meine FATIGUE gibt es auf verschiedene Art und Weise:

➢ Die dauerhafte Fatigue

= die chronische Müdigkeit, die den Betroffenen unablässig und immer begleitet. Einen ganz normalen wachen Zustand, wie ein Gesunder ihn hat, kann man selten erleben.

Man lernt allerdings mit diesem Zustand zu leben und adaptiert ihn irgendwann als seinen individuellen „Normalzustand".

Ich kenne es nicht mehr, 100%ig wach und energetisch zu sein. Aber ich kenne deutlich den Unterschied zwischen meinem „Normalzustand" und einem verschlimmerten chronischen Fatigue-Zustand.

➢ Der Fatigue-ANFALL /Die Attacke

Das sind überfallartige Attacken, über die ich meistens berichte, da sie mich so sehr lahmlegen und so erniedrigen, dass ich immer wieder aufs Neue fassungslos bin.

Allerdings kommen sie manchmal auch fast „erwartet" an – wenn man zum Beispiel einen harten Tag hatte oder sich verausgabt hat, dann rechnet man schon damit (was es nicht angenehmer macht).

Oder der Anfall kommt völlig überraschend, sozusagen aus „heiterem Himmel" und überfällt uns im wahrsten Sinn des Wortes. Dann können wir nur hoffen, dass wir gerade an einem Platz sind, an dem wir uns hinlegen können und vor allem die Möglichkeit zu einer Auszeit besteht.

So eine Attacke kann über Stunden hinweg anhalten. Mein Limit waren einmal 4,5 harte Stunden.

Mit viel Glück dauert eine Attacke „nur" 20 Minuten oder eine halbe Stunde.

Die Häufigkeit der Anfälle pro Tag oder Woche sind individuell verschieden. Zu meinen schlimmsten Zeiten hatte ich pro Tag 4-5 heftige Attacken. Dass hier die Lebensqualität leidet steht außer Frage.

➤ Die emotionale Fatigue:

Hier handelt es sich um einen Fatigue-Anfall, der nach einer emotionalen Belastung oder Stress auftritt.

Ein Streit, Hektik, psychischen Stress, Reizüberflutung – das sind klassische Auslöser.

Diese Anfälle unterscheiden sich nicht von den anderen Fatigue-Attacken, aber wenn man nach solch einem Überfall zurückschaut, kann man meistens den Auslöser finden.

Der gut gemeinte Rat, mal solle diese Auslöser meiden, hat nur so lange Sinn, wie man sich seinen Stress aussuchen kann. ;-)

Sicherlich ist es aber wichtig zu lernen, psychischen Stress zu vermeiden… Da die Realität natürlich aber anders ist, brauche ich hier auch wirklich nicht näher darauf einzugehen. Jeder Mensch wird versuchen, Stress und Streit so gut wie möglich zu vermeiden. Allerdings muss man sorgfältig nach Stressoren in seinem Umfeld suchen, um sich sicher zu sein, dass man alles ausgeschöpft hat.

➤ Körperlich ausgelöste Fatigue

Hier ist der Auslöser ganz klar in körperlichem Stress und/oder Überlastung zu finden.

Auch hier gilt, diese Auslöser zu meiden, was aber in der Realität nicht immer möglich ist.

Bei mir reicht schon ein Spaziergang, der zu lang war, um mir solch eine körperliche Fatigue zu bescheren. Das Schlimme daran ist, dass ich das dann beispielsweise WÄHREND des Spaziergangs gar nicht so empfinde. Erst im Nachhinein merke ich, dass es zu viel war. Dies macht es natürlich sehr schwer, das für sich richtige Maß zu finden, beziehungsweise muss man es immer wieder neu ausloten.

Emotionale Fatigue
und was sie mit unserem Körper macht

Ich habe ja schon sehr oft über die verschiedenen Formen der Fatigue geschrieben – heute möchte ich mich aber mal speziell der Emotionalen Fatigue annehmen.

Hier ist der Link zu meinem letzten Fatigue-Artikel:
„Was ist FATIGUE?"
http://multiple-arts.com/was-ist-fatigue-bei-ms/

Die sogenannte „Emotionale Fatigue" scheint bei mir besonders zugegen zu sein und nervt mich auch innerlich ganz enorm.

Was ist Fatigue?
Bei der Fatigue handelt es sich bei MS um eine komplexe Störung, die sich in einem anhaltenden und meist ganzkörperlichen Gefühl physischer und/oder mentaler Erschöpfung äußert. Da es sich um ein **unsichtbares** Symptom handelt, ist sie nach außen auch schwer vermittelbar. Selbst andere MS-Patienten, die dieses schreckliche Symptom nicht, oder nicht in schwerem Ausmaß kennen, begreifen manchmal nicht, welche Spur der Verwüstung sie bei dem Betroffenen hinterlassen kann.
Menschen mit Fatigue haben ein starkes Bedürfnis, sich hinzulegen und auszuruhen. Sie fühlen sich jedoch anschließend nicht besser. Während Schlaf und Erholung gegen eine normale Müdigkeit oder Erschöpfung helfen, bringen sie bei einer Fatigue kaum oder keine Besserung. Die Energielosigkeit ist so ausgeprägt, dass die Betroffenen dagegen nicht ankämpfen können." (1)
Vorab möchte ich dazu sagen, dass es mir seit einem Jahr mit der Fatigue und vor allem den „Fatigue-Attacken" aber deutlich besser geht, da ich mein persönliches Wundermittel, das CBD-Öl gefunden habe. Dazu aber mehr in einem gesonderten Beitrag!
Die Auswirkungen der Fatigue auf die Lebensqualität sind für Betroffene teilweise drastisch und führen im Alltagsleben zu massiven Einschränkungen – soziale Kontakte müssen meist auf ein Minimum reduziert werden.

Aber auch Ängste, Depressionen, Reizüberflutung oder Stress können dazu führen, dass wir eine extreme Erschöpfung empfinden, die uns in vielen verschiedenen Bereichen unseres Lebens beeinträchtigt. Denn sie raubt uns Energie und wir sind dann **nicht mehr dazu in der Lage sie uns zurückzuholen.**

Emotionale Fatigue

Bei der **emotionalen Fatigue** doppelt sich alles meiner Meinung nach nochmal: wir haben dann gar keinen Antrieb mehr und das wiederum geht mit einer Ermüdung einher, aus der wir nur schwierig einen Ausweg finden.

Fatigue!

Ende Peng!

Es selbst zu erleben, und sei es zum hundertsten und abertausendsten Mal, ist doch immer wieder ein „Schlag ins Gesicht". Es ist nicht nur eine Müdigkeit, sondern ein komatöses Gefühl mit einem abnormen Energieverlust, der sich willentlich nicht wiederherstellen lässt. Ich bin und fühle mich ausgeliefert und vor allem fühle ich mich nicht mehr „Ich selbst"! Das heißt, nicht nur mein Körper muss diesen Schlag aushalten, sondern auch meine Psyche.

Die emotionale Fatigue ist ein Teilbereich der Fatigue

So, wie auch die kognitive oder motorische Fatigue. Oft sind sie gar nicht auseinanderzuhalten und überschneiden sich.

Ich habe festgestellt, dass mich emotional anstrengende Erlebnisse (sowohl positive, wie eine größere Feier, oder auch negative Erlebnisse, wie Streit) anschließend fast immer mit einer Fatigue beglückten.

Später kommt es mir dann: EMOTIONALE Fatigue. Zu viele Emotionen, zu viele Reize, die zu verarbeiten sind/waren und schwupps, macht dieses blöde MS-Hirn wieder Meldung.

Eine emotionale Erschöpfung ist somit der Auslöser für Antriebslosigkeit, aber auch leider dafür, dass wir unseren eigenen Gefühlen aus dem Weg gehen, ihnen nicht mehr trauen oder sie ablehnen. Deshalb kann sie auch weitaus ernste Probleme verursachen und das eigene Wohlbefinden und somit auch zwischenmenschliche Beziehungen negativ beeinflussen.

➜ Deshalb ist es so wichtig, dass wir – wie wir es ja sowieso durch die MS gewohnt sind – sehr auf uns achten und aufpassen, wie sich unser Zustand verändert. Denn eine emotionale Erschöpfung sollte man alsbald erkennen, damit man ihr MOMENTAN und vor allem nachhaltig entgegenwirken kann.

Eine durch Stress ausgelöste emotionale Erschöpfung kann - alleine betrachtet - zwar wieder verschwinden, aber wenn sie mit der MS-Fatigue gekoppelt ist, ist das nicht mehr so einfach.

- Emotionale Erschöpfung kann bis zum totalen Stillstand sämtlicher unserer Aktivitäten führen, da der Körper sich damit versucht, selbst zu schützen.
- Emotionale Erschöpfung kann auch auf Grund einer körperlicheren Erschöpfung hervorkommen, die ja bei MS alles andere als selten ist.
- Auch hier spielt es einfach keine Rolle, ob man 10 Stunden schläft oder weniger - denn das Gefühl der körperlichen Erschöpfung und des Energieverlusts ist bei emotionaler Erschöpfung konstant.

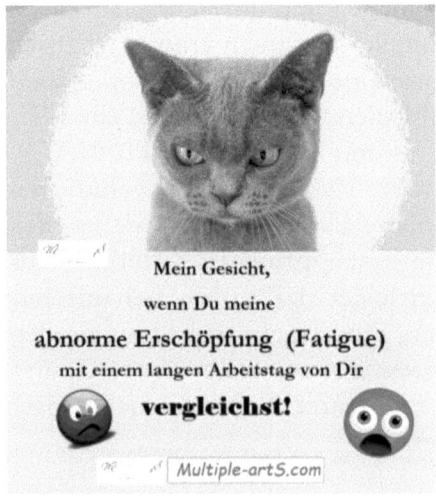

Mein Gesicht,

wenn Du meine

abnorme Erschöpfung (Fatigue)

mit einem langen Arbeitstag von Dir

vergleichst!

Multiple-artS.com

WANN TRITT EINE EMOTIONALE
Erschöpfung auf?

Bei MS tritt die Fatigue in all ihren Facetten ja oft unerwartet und keiner logischen Schlussfolgerung nachkommend auf.

Das ist bei der emotionalen Fatigue nicht viel anders, aber bei mir habe ich festgestellt, dass meiner emotionalen Fatigue zuvor meistens auslösende Ereignisse einhergehen.

Eine emotionale Fatigue tritt dann auf, wenn das emotionale Erleben das übertrifft (erschlägt), was man steuern oder kontrollieren kann.

Das heißt: wenn ein Ereignis uns dermaßen belastet, dass wir nicht mehr rational handeln können, wenn wir eventuell keinen Ausweg sehen oder wir einer Situation hilflos gegenüberstehen oder ihr ohnmächtig ausgesetzt sind. Dann kann noch Angst hinzukommen und schwupps, ist der „Kontrollverlust" da, der unsere Emotionen Achterbahn fahren lässt.

Zack: emotionale Fatigue, die sich dann oft besonders fies in MS-typischen Symptomen bemerkbar macht und sich entweder noch auf die „normale Fatigue" draufsetzt oder auch attackenweise auftritt. Übel jedenfalls, vernichtend und schmerzhaft.

Typische Signale sind unter anderem, dass wir überempfindlich reagieren und somit in eine Stimmung geraten, in der uns die kleinsten Dinge tief treffen und verletzen, da wir in diesen Momenten viel sensibler sind.

Außerdem sind bei mir Schlafstörungen immer mit im Gepäck, sowie meistens auch Konzentrationsschwierigkeiten. Und nicht selten haben wir in diesen Augenblicken das Gefühl, dass wir außenvorstehen, nicht geliebt werden und nicht Teil des Tatsächlichen seien. Eine Spirale aus negativen Gedanken, die es natürlich zu unterbrechen gilt — aber inmitten des Sturms ist das fast nicht möglich.

Wenn uns solche Gedanken ab und an quälen oder in besonderen Situationen aufkommen, dann ist die Gefahr einer emotionalen Fatigue hoch.

Im Grunde könnte man es auch als eine „psycho-somatische" Fatigue bezeichnen — das fand ich im amerikanischen Netz bei Recherchen.

Denn wir wissen ja, wie unser Körper beispielsweise bei Aufregung reagiert: zum Beispiel mit Bauchgrummeln oder auch Schweißausbrüchen.

So ähnlich stelle ich mir die Reaktion bei einer emotionalen Fatigue ebenfalls vor. Unser Nervensystem reagiert auf unser Empfinden/Erleben und da wir als Grunderkrankung MS haben, manifestiert sich dann das „Psychosomatische" in MS-Symptomen.

Also ist - wie so oft - Stressvermeidung das Ziel, aber auch das wissen wir: dies ist ein äußerst schwieriges Unterfangen und manchmal kann man stressigen Situationen kaum aus dem Weg gehen.

Aber man kann lernen, das Beste aus jeder Situation zu machen und positiv zu denken. Das hilft mir dann aus der emotionalen Fatigue/Erschöpfung zumindest wieder ein bisschen heraus…. Sollte das so gar nicht gelingen, dann ist es ratsam, sich psychologische Hilfe zu suchen.

LINKS – Was ist Fatigue und wie fühlt sie sich an?

1 https://www.onmeda.de/magazin/fatigue.html
http://multiple-arts.com/?s=fatigue+eine+emotionale+erkl%C3%A4rung
http://multiple-arts.com/fatigue-meine-bilder-der-todmuden-gestalt-der-ms-einblick-ms-persoenlich-de/
http://multiple-arts.com/wenn-man-immer-mude-ist-fatigue/
http://multiple-arts.com/uhthoff-und-fatigue-ein-teufelspaar/
http://multiple-arts.com/lebendig-begraben-fatigue/
http://multiple-arts.com/fatigue-der-unterschied/
http://multiple-arts.com/wer-fatigue-kennt-so-fuhle-ich-mich-jeden-tag/
https://www.onmeda.de/special/multiple-sklerose/fatigue.html

Zum Verständnis für ANGEHÖRIGE

Die Erschöpfung in ihren unterschiedlichen Ausprägungen stellt nicht nur für den Fatigue'ler, sondern auch für alle Angehörigen eine große Herausforderung dar.

Dieses Büchlein soll mehr dem Verständnis, als der fachlichen Aufklärung dienen (dazu habe ich ja bereits ein Buch verfasst). Und es soll somit Betroffenen helfen, sich wiederfinden und dadurch auch dieses schwere Symptom verstehen zu können. Wenn man das verinnerlicht hat, fühlt man sich auch nicht mehr so alleine mit all dem Wirrwarr an Symptomen.

Es soll aber ebenfalls für alle Angehörigen sein, die fassungslos mit ansehen müssen, wie wir leiden, wenn wieder einmal diese schreckliche Fatigue Besitz von uns ergreift. Angehörige sind in diesen Momenten oft völlig hilf- und ratlos und wissen einfach nicht, was uns da gerade Schreckliches widerfährt. Um begreifen zu können, wie wir uns in solchen Momenten FÜHLEN und was solch eine Dauer-Fatigue, sowie auch die Attacken, mit sich bringen - dafür sind ebenfalls meine Texte und das Buch gedacht.

Viele Betroffene schreiben mir, dass sie sich verstanden fühlen und ihren lieben Angehörigen nun erklären können, wie elend sie sich manchmal fühlen.

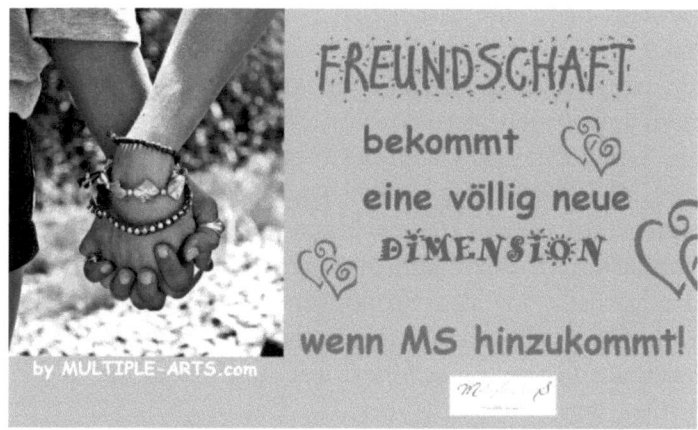

FREUNDSCHAFT bekommt eine völlig neue DIMENSION wenn MS hinzukommt!

by MULTIPLE-ARTS.com

Aber nicht nur ein Buch hilft hier, sondern es ist dringend notwendig, dass sich der Fatigue`ler und seine engen Angehörigen (dazu zählen Familie, Freunde, Kollegen und eventuell auch Nachbarn und so weiter) im Gespräch austauschen – und zwar klar und deutlich. Denn ein Angehöriger kann weder zaubern, noch Gedanken lesen. Er muss die CHANCE bekommen zu verstehen, was vor sich geht und was der individuelle Fatigue'ler in diesen schwachen Momenten BRAUCHT. (Auch das ist bei jedem anders). Manche brauchen VÖLLIGE Ruhe, andere wollen in den Arm genommen werden, wieder andere brauchen Hilfe in Form von Bewältigung des Toilettengangs und so weiter!

Dass man mitten im Fatigue-Anfall nicht fähig ist sich zu erklären, versteht sich von selbst.

Aber man kann „Prävention" betreiben und seinen nahestehenden Personen im Vorfeld erklären, was es mit der Fatigue auf sich hat. Dann wissen sie im Akut-Fall Bescheid.

Beispielsweis könnte man auch gewisse Zeichen vereinbaren (zum Beispiel eine winzige Handbewegung, oder das Wort „Fatigue", damit der Angehörige sofort signalisiert bekommt, dass es wieder „soweit" ist).

Es ist so schwierig zu erklären, was genau Fatigue ist und wie sie sich anfühlt.

Und es ist schlimm für uns, wenn wir sagen, dass wir sehr müde sind und dann zu hören bekommen: „Ja, das bin ich auch immer!" Denn die normale Müdigkeit, wie sie jeder kennt, ist etwas ganz anderes und nicht mit dem komatösen Gefühl der Fatigue zu vergleichen, die außerdem noch alle möglichen MS-Symptome als Begleitung mit sich bringt. Wenn sie da ist, kann man sie nicht einfach wegschieben, denn sie ist willentlich NICHT beeinflussbar - sie ist unerbittlich!!! Außerdem äußert sich diese Art von Müdigkeit wirklich noch dazu mit Übelkeit, Schwindel und vielen bekannten MS-Symptomen.

ZUSÄTZLICH! Lähmend also – auf vielen Ebenen.

Oft muss auf Grund der enormen Auswirkungen der Fatigue gar die Partnerschaft / Beziehung neu definiert werden. Und manchmal werden sogar alle sozialen Strukturen erneut auf den Prüfstand gestellt. Freunde bewähren sich beispielsweise ohne Probleme, oder sie ziehen sich auf Grund einer Überforderung mit dieser neuen Situation zurück. Das wird natürlich von den Betroffenen selbst oft als eine

Enttäuschung erlebt. Aber es scheint so zu sein, dass in den Phasen der „allmählichen Anpassung" und somit auch „Erprobung" manchmal (notwendige) Veränderungen im persönlichen und sozialen Leben stattfinden.

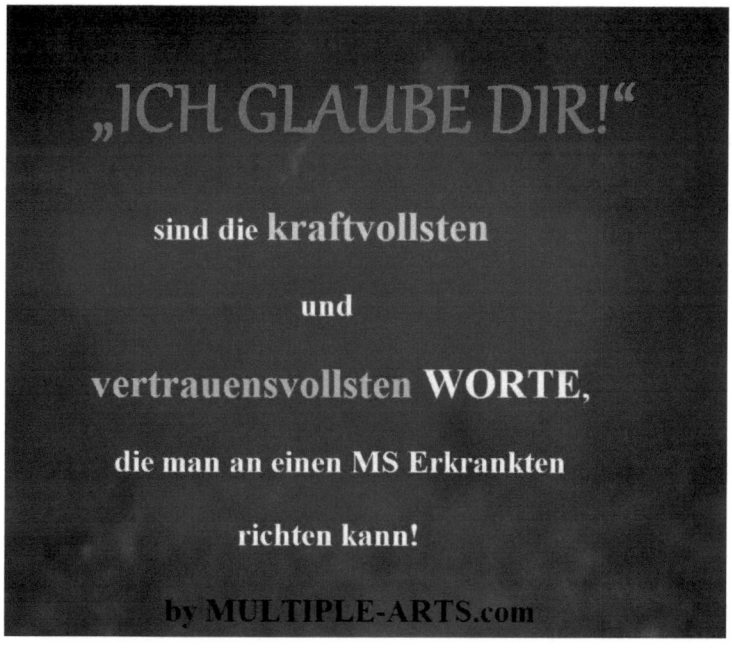

„ICH GLAUBE DIR!"

sind die **kraftvollsten**

und

vertrauensvollsten **WORTE**,

die man an einen MS Erkrankten

richten kann!

by MULTIPLE-ARTS.com

Aber auch im Leben von Gesunden sind Enttäuschungen und Rückschläge möglich. Umso wichtiger erscheint es für den Umgang miteinander, dass man wirklich offen über die Einschränkungen durch die Erschöpfung spricht. Gemeinsam kann man Belastungen besser bewältigen.

Wenn man es durch eigene Kraft nicht schafft, sollte man sich niemals scheuen, professionelle Hilfe in Anspruch zu nehmen.

„In einer Gesellschaft, in der Leistungsfähigkeit, Vitalität und Aktivität großgeschrieben werden, fühlen sich Betroffene mit dieser Behinderung rasch einmal ausgeschlossen oder ins Abseits gedrängt. Oftmals bestrafen sie sich zusätzlich mit Selbstvorwürfen und überfordern sich, weil sie selber nicht verstehen, warum sie nicht so funktionieren, wie sie es gerne möchten oder es andere von ihnen erwarten. Wird ein Nichtkönnen von anderen als ein Nichtwollen aufgefasst, laufen MS-Betroffene Gefahr, als Simulanten dazustehen, die sich nicht zusammenreißen. Aufklärung tut deshalb Not und hilft, Missverständnissen und Vorwürfen vorzubeugen.

Die Aufklärungsarbeit ist allerdings nicht einfach. Eine eindeutige klinische Definition existiert nämlich bis jetzt nicht. Im Zusammenhang mit Fatigue werden eine Reihe schwer definierbarer Phänomene genannt, wie „Schläfrigkeit", „Erschöpfung", „Abgeschlagenheit", „vorzeitige oder abnorme Ermüdbarkeit", „Energiemangel", „Schwäche", „verminderte Belastbarkeit" oder „Mattigkeit". Fatigue zeigt sich demnach in allen Bereichen des menschlichen Erlebens, auf der physischen, der mentalen und der emotionalen Ebene."

(http://www.amsel.de/multiple-sklerose-news/amsel-aktuell/Muedigkeit-bei-Multipler-Sklerose--Die-unsichtbare-Begleiterin_780)

Es ist wichtig, dass sich Betroffene ein Bild über die Zusammenhänge und die Behandlungsmöglichkeiten der eigenen Fatigue machen und dieses Wissen auch an das private und berufliche Umfeld weitergeben. Bei Berufstätigen muss oftmals eine Veränderung des Arbeitspensums anstehen.

Eine Fatigue kann sich abhängig von den erworbenen Bewältigungsstrategien, sowie der Unterstützung, die der Fatigue`ler aus dem Umfeld erhält, jeweils anders auswirken.

Leider ist es wirklich so, dass ein MS`ler, der eine schwere Fatigue hat, IMMER erschöpft ist. Das ist ein IST-Zustand, der sich in der Regel auch nicht mehr verändert.

Dauerhaft so müde zu sein, wie wenn man drei Tage und Nächte am Stück (!) durchgearbeitet hätte (unter bestimmten Voraussetzungen ist dies tatsächlich so!!!), kann auf Dauer mürbe machen und doch schaffen wir es! Irgendwie. Manchmal gut, manchmal weniger gut, aber wir kämpfen uns durch unseren Alltag hindurch, wir geben unser Bestes!

Wenn dann noch die aufgesetzten Fatigue-Attacken hinzukommen, kann man vielleicht mit diesem Beispiel des völligen Überarbeitetseins verstehen, wie sich ein Fatigue`ler tagtäglich fühlt und wie entkräftend und auch entnervend diese zusätzliche Attacke ist. Sie raubt uns tatsächlich den letzten Nerv und das letzte bisschen Energie, das wir noch in uns haben.

Dass hierbei dann auch die Emotionen verrücktspielen, ist ebenfalls kein Wunder.

Viele Fatigue`ler schämen sich, dass sie nicht mehr so leistungsfähig wie ein gleichaltriger Gesunder, wie ihr Partner oder Freund sind. Es ist ihnen unangenehm und peinlich. Es gehört ein gutes Selbstwertgefühl dazu, sich hierbei nicht selbst abzuwerten, sondern sich anzunehmen, wie man ist. Das wiederum bedarf vieler Übung und dem unermüdlichen Zuspruch der Angehörigen. Vor allem müssen die Betroffenen spüren, wirklich tief verwurzelt spüren, dass der Angehörige ihnen glaubt, den Zustand entsprechend ernst nimmt und weder das Symptom noch den Betroffenen **bewertet.** Dieses **WERTFREIE Miteinander** ist Heilung der besonderen Art und so nötig für die gepeinigte Fatigue-Seele.

Gleichzeitig muss sich der Betroffene aber auch Gedanken um den Umgang mit diesen Symptomen in Bezug auf seine Angehörigen machen, denn man darf sie und ihre Geduld, oder auch ihr Vertrauen, nicht missbrauchen oder überstrapazieren. Eine Gratwanderung für alle Beteiligten, deren Ausüben sich aber lohnt - ebenfalls für alle Beteiligten. Wenn man sich 100%ig aufeinander verlassen kann, ist das die beste und schönste Basis für ein liebevolles, vertrauensvolles und wunderbares MITEINANDER.

Wir Betroffenen müssen uns - ebenso wertfrei - auch immer im Klaren darüber sein, dass unsere Angehörigen unsere Krankheit ebenfalls mittragen. Sie sind ebenso betroffen, denn UNS gibt es nicht ohne diese Krankheit. Deshalb ist eine gute Kommunikation so wichtig und man darf auch gerne einmal aussprechen, dass man dankbar für dies oder jenes ist. Darüber freut sich jeder – ob mit oder ohne MS. ☺

Zu einer vertrauensvollen Basis gehört auch, dass man sich auf das, was der andere sagt, „blind" verlassen kann. Das heißt, der Angehörige muss sicher wissen, dass der Betroffene ihm die Wahrheit sagt – denn dann kann er bestmöglich versuchen, sich darauf einzustellen. Ständiges Jammern erhöht hierbei beispielsweise die Unsicherheit herauszufinden, wie es dem Betroffenen gerade tatsächlich geht.

Umgekehrt ist es für den Betroffenen fast existenziell zu wissen, dass er sich im „Notfall" blind und vor allem ohne große Erklärungen auf seinen Angehörigen verlassen kann.

Mir ist das unter anderem bei einer Shopping-Tour mit meiner Tochter klar geworden: sie muss sich darauf verlassen können, dass ich sowohl um Hilfe bitte, wenn ich sie brauche, als mir auch meine Pausen nehme, damit wir den Nachmittag möglichst ungetrübt gemeinsam schaffen.

Umgekehrt muss ich darauf vertrauen können, dass ich, wenn mich eine plötzliche Fatigue-Attacke oder schwammige Beine überfallen, nicht viel erklären muss, sondern wir zusammen sofort einen Platz zum Ausruhen suchen... Wir haben mittlerweile eine wundervolle Ebene geschaffen, nonverbal zu kommunizieren und sicherlich hat sie auch feine Antennen. ☺ So etwas spielt sich im Laufe der Zeit meist ein – aber dieses Beispiel zeigt einfach, wie sehr ein funktionierendes Miteinander notwendig ist um beiden Beteiligten einen möglichst unbeschwerten Alltag zu ermöglichen.

Miteinander reden, Signale und Zeichen vereinbaren und einen „Notfallplan" für den „Fall der Fälle" zu erstellen, können hilfreiche erste Schritte sein. Ehrlichkeit, auch sich selbst gegenüber, gehört ebenso dazu. Schuldzuweisungen dagegen helfen niemandem.

WERTFREIHEIT ist das „Zauberwort" – denn nur so kann man gemeinsam stark sein. ☺

„Fatigue und Beruf"

Je nach Ausprägung der Erschöpfung kann es sein, dass Fatigue`ler nicht nur in ihrer allgemeinen Lebensqualität, sondern auch in ihrer „Arbeitsfähigkeit" gemindert sind. Denn neben der verminderten körperlichen Leistungsfähigkeit wirken sich vor allem auch die Folgeprobleme im mentalen Bereich auf die berufliche Leistungsfähigkeit aus. Im Vordergrund stehen dabei die Verminderung der Konzentrationsfähigkeit sowie der Merk- oder allgemeinen Denkfähigkeit. Sprechen Sie daher auch mit Ihrem Arbeitgeber die Probleme offen an und klären Sie gegebenenfalls die Möglichkeiten der Verringerung der wöchentlichen Arbeitszeit oder einer innerbetrieblichen Versetzung ab, wenn Sie schwer unter Fatigue leiden.

Wichtig dabei ist der Grundsatz:

Lassen Sie sich Zeit, und achten Sie auf die Signale Ihres Körpers!" (Angelehnt an: http://www.deutsche-fatigue-gesellschaft.de)

Und hier noch einmal die Erinnerung, was es dem Betroffenen so schwer macht, sich zu arrangieren:

✓ Dass man aufgrund der Fatigue in vielen Lebensbereichen nicht mehr so handeln kann, wie man es gerne möchte oder wie man es gewohnt war, ist die große Herausforderung bei diesem unsichtbaren Symptom. Das verlangt Anpassung, Planung und vor allem viel Verständnis.

Daran sieht man, welch schweres Unterfangen es ist, hilfreich und verständnisvoll zu handeln und dabei als Angehöriger aber auch nicht seine eigenen (!) Bedürfnisse aus den Augen zu verlieren.

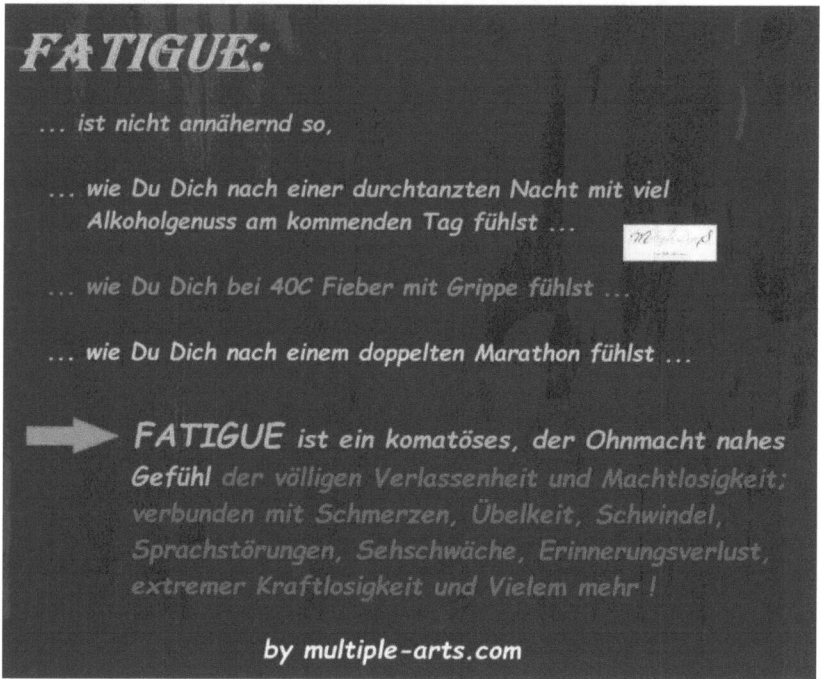

FATIGUE:

... ist nicht annähernd so,

... wie Du Dich nach einer durchtanzten Nacht mit viel Alkoholgenuss am kommenden Tag fühlst ...

... wie Du Dich bei 40C Fieber mit Grippe fühlst ...

... wie Du Dich nach einem doppelten Marathon fühlst ...

➡ **FATIGUE** ist ein komatöses, der Ohnmacht nahes Gefühl der völligen Verlassenheit und Machtlosigkeit; verbunden mit Schmerzen, Übelkeit, Schwindel, Sprachstörungen, Sehschwäche, Erinnerungsverlust, extremer Kraftlosigkeit und Vielem mehr !

by multiple-arts.com

Eine GUTE Kommunikation ist hier nicht nur hilfreich, sondern dringend notwendig. Man kann Regeln aufstellen und Absprachen treffen. Wenn man sich darauf verlassen kann, dass sie eingehalten werden, kann eine vertrauensvolle Basis geschaffen werden. Davon haben alle Beteiligten etwas, denn so kann man auch zu hohe gegenseitige Erwartungen und vorprogrammierte Missverständnisse aus dem Weg räumen und ein ECHTES Miteinander schaffen.

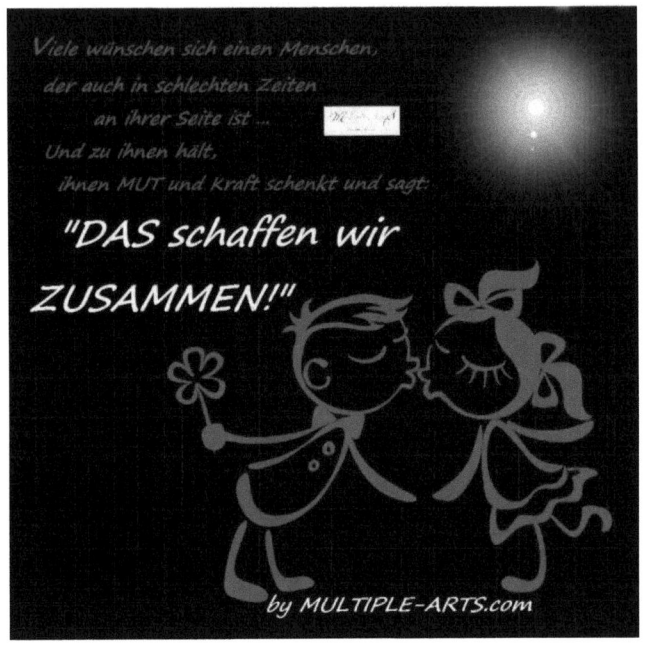

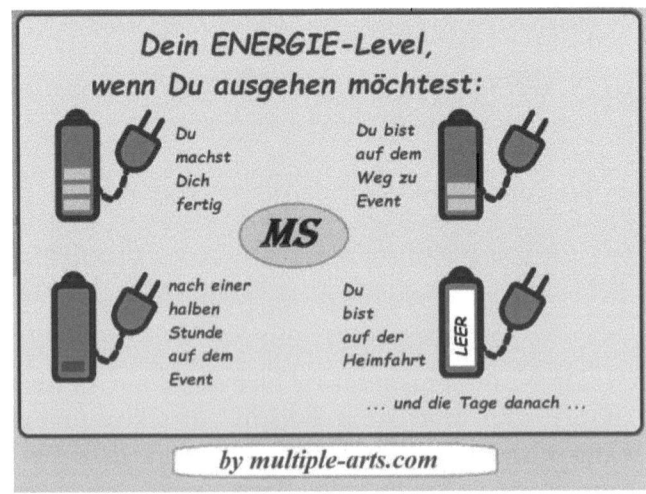

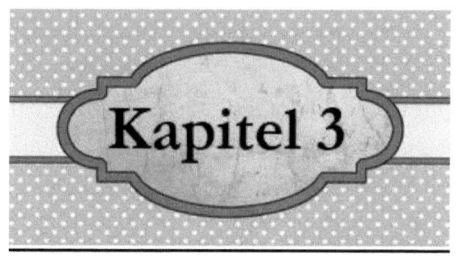

GESCHICHTEN und TEXTE
rund um die Fatigue:

Meine Texte entstehen als Ausdrucksform meiner Gedanken und Gefühle und sind somit authentisch – und betreffen mich und meine Form der MS.

Ich weiß von vielen Betroffenen, dass sie sich in diesen Texten wiederfinden und sie sich somit nicht mehr so alleine (gelassen) fühlen. Für Angehörige beschreiben sie recht deutlich, wie man sich als MS'ler fühlen *kann*. Dazu ist es wichtig zu wissen, dass MS die „Krankheit der 1000 Gesichter" ist und sie bei jedem Patienten völlig unterschiedlich verlaufen kann, es andere Zusammenhänge geben kann, sowie völlig unterschiedliche Symptome - und manche Symptome auch gar nicht auftreten müssen. Neuerkrankten sei gesagt, dass ich meine MS immer sehr klar benenne, da ich mich somit den Symptomen stelle. Ich schaue sie mir an und suche nach Lösungs- und Bewältigungsstrategien. Deshalb bezeichne ich sie unverschleiert – ich stelle mich ihnen, aber natürlich nicht in Demut, sondern ich biete ihnen die Stirn. Die meisten Texte sind deshalb auch sehr emotional. Viele Zeilen schreibe ich auch im „Auge des Sturms" – beispielsweise direkt nach einem heftigen Fatigue-Anfall oder einem traurigen Erlebnis.

*Grenzenlose Erschöpfung

FATIGUE „stellt eine ausgeprägte Erschöpfungssymptomatik dar … die sich von normaler Müdigkeit in Ausmaß und Qualität stark unterscheidet." (Quelle: Zeitschrift Lidwina/Nr. 3, Seite 9 ff/ PD Dr. I.-K. Penner)

Und selbst dieser Satz beschreibt es nicht ansatzweise. Mir fehlen manchmal die Worte, um dieses unfassbare Symptom zu erklären, ja sogar es selbst zu begreifen.

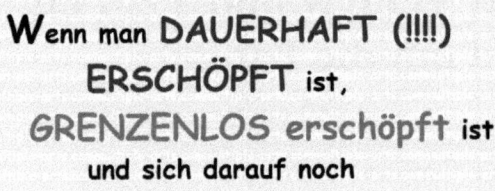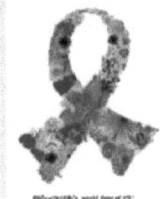

Wenn man **DAUERHAFT (!!!!)**
ERSCHÖPFT ist,
GRENZENLOS erschöpft ist
und sich darauf noch
Fatigue-Attacken setzen:
wie bitte soll man dann
ein halbwegs normales Leben führen können???

Gar nicht, denn man ist grenzenlos ausgebremst, man ist grenzenlos so müde und erschöpft, dass man manchmal nicht mal mehr „papp" sagen, geschweige denn DENKEN kann - Das kann dann so belastend, grenzenlos erschöpfend sein, dass man schon beim Gedanken an weitere Unternehmungen grenzenlos erschöpft ist…

©2014MULTIPLE-ARTS.com

Ich habe vorhin im Supermarkt eine alte Freundin getroffen, die sich Gedanken machte, warum ich mich so lange nicht gemeldet hätte. Reden beim Einkaufen – Stehen beim Einkaufen…. Mit Fatigue schon ein Marathon. ☹

Sich erklären zu müssen, ist noch einmal ein Marathon, obwohl es natürlich notwendig ist. Freude über das Wiedersehen und gleichzeitig Panik, ob ich es schaffe, mich wie ein normaler Mensch unterhalten zu können. Meine Augen zicken und wirren umher und sehen nur noch die Hälfte, die Beine sind Gummi und der Markt verschwimmt – oder schwindelt es mir??? Fatigue, Sehstörungen und alle bekannten Symptome feiern ein Fest – mitten im Supermarkt.

Als ich es anschließend völlig entkräftet zum Auto schaffe und mich dort erst einmal ausruhe, ziehe ich Bilanz: Natürlich bin ich sehr traurig, dass ich mich nur noch selten abends privat auf ein Schwätzchen treffen kann – ich würde es mir auch anders wünschen. Aber mir wird auch bewusst, dass mein Leben sehr gefüllt ist, ja sogar erfüllend ist und ich viele tolle Termine habe. Zwischendurch muss ich LIEGEN und verrichte dann eben Dinge, die ich in RUHE ohne weitere äußere Reize erledigen KANN. Zum Beispiel auch mal in Facebook unterwegs sein… oder Texte schreiben…. recherchieren und so weiter!

Mir ist auch bewusst, dass auch manchmal, nein OFT, private Termine zu kurz kommen, denn alles schaffe ich einfach nicht mehr….

Aber, das wird mir klar: WIE DENN AUCH?

Wenn man DAUERHAFT (!!!!) ERSCHÖPFT ist, GRENZENLOS erschöpft ist und sich darauf noch Fatigue-Attacken setzen: wie bitte soll man dann ein halbwegs normales Leben führen können???

➜ Gar nicht, denn man ist grenzenlos ausgebremst, man ist grenzenlos so müde und erschöpft, dass man manchmal nicht mal mehr „papp" sagen, geschweige denn DENKEN kann - und ein Treffen, noch dazu abends? Das kann dann so belastend, grenzenlos erschöpfend sein, dass man schon beim Gedanken an das eigentlich freudige Ereignis grenzenlos erschöpft ist…

Ich mag es auch nicht, dass es so ist. Wirklich nicht und mir fehlen auch meine geliebten Mädels-Abende und Vieles mehr. Dafür müsste ich dann an anderen Stellen zurückstecken – beispielsweise keine Lesungen mehr halten, keine Vernissagen mehr veranstalten, nicht mehr an meinen geliebten Blogger-Workshops teilnehmen… Aber wäre das erfüllend? Für mich nicht! Und ich spüre, dass ich, solange ich DAS noch kann, ich es auch LEBEN möchte…

Scheinbar gönnt es mir meine Fatigue nicht, „auf mehreren Hoch-zeiten zu tanzen"! Also MUSS ich mich entscheiden und darauf ver-trauen, dass mich meine Freunde nicht fallen lassen, dass sie begreifen, wie wichtig mir mein momentanes Tun ist und dass ich manchmal für ein Treffen zu erschöpft bin.

Das ist MS-Leben, das auch alle anderen Beteiligten mit betrifft. Realität und Entscheidungen. Hallo MS; Hallo Tanz durchs Leben und Hallo Fatigue und grenzenlose Erschöpfung, die man mir nie ansieht!

Grenzenlos heißt ja auch: ohne Grenzen.

Fatigue ohne Grenzen – das passt leider, denn meine Fatigue IST grenzenlos.

Grenzenlos schlimm.
Grenzenlos komatös.
Grenzenlos bleischwer.
Grenzenlos schwer zu ertragen.
Grenzenlos abartig.
Grenzenlos unkalkulierbar.
Grenzenlos Energie raubend.
Grenzenlos erschöpfend.
Grenzenlos UNSCHÖN
… und sie macht mich grenzenlos traurig, machtlos und wütend!

Und doch setzt uns die Fatigue ganz klar GRENZEN!
Grenzen in unseren Möglichkeiten.
Grenzen in unserer Energie und Kraft.
Grenzen in unserer Planung.
Grenzen in unserer freien Entscheidung.
Grenzen in unserem Körper.
Grenzen in unserer Seele.
Grenzen in der Lebensqualität.

Sehr ambivalent ist sie – diese Fatigue und doch bestimmt sie unser Leben so maßgeblich!

Jeder Mensch möchte in Freiheit leben und zum Glück ist es uns vergönnt, in unseren Ländern immerhin in Freiheit leben zu können. Ganz oft setzen wir uns eigene Grenzen, sind gefangen in unseren Strukturen oder „Altlasten"! Sobald wir Grenzen von „außen" gesetzt bekommen, wird es unter Umständen noch einmal ungemütlicher und genau das passiert bei der Fatigue: sie wird uns übergestülpt und das auch noch grenzenlos!

Längst schon wurde sie auffällig grenzüberschreitend, ausufernd und sie missachtet alle vorgegebenen Grenzen. Eine unerlaubte Grenzgängerin. Sie überscheitet Grenzen und schert sich nicht um die Verwüstung und Zerstörung die sie hinterlässt. Sie scheint zudem äußerst egozentrisch zu sein, denn sie nimmt es in Kauf, dass sie all diese Spuren zurücklässt, sie nimmt keine Rücksicht und „macht ihr Ding", ungeachtet dessen, was Körper und Seele dazu sagen.

Höchst unsympathisch und kriminell!!!

Grenzenloses Ausmaß, grenzenlose Erschöpfung, grenzenlose Kraftlosigkeit – all das kann Fatigue sein!

Und doch stehen wir danach wieder auf, bieten der Grenzenlosigkeit die Stirn und machen weiter, mit Zuversicht und dem Hoffen, dass die nächste Fatigue-Attacke auf sich warten lässt! **Hier dürfte sie sich gerne mal grenzenlos ZEIT lassen!** ☺

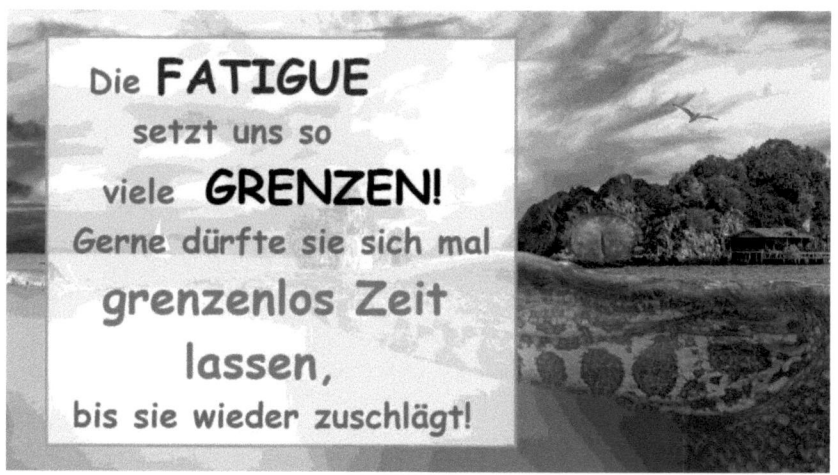

Meinst DU, meine Beschwerden seien ein

SCHWINDEL ???

Glaubst Du wirklich, ich würde es mögen

1. zahllose schmerzhafte Prozeduren über mich ergehen lassen zu müssen?
2. die schrecklichen Nebenwirkungen meiner notwendigen Medikamente ertragen zu müssen?
3. Freunde zu verlieren?
4. unfähig zu sein, Dinge zu tun, die ich liebe?
5. meine Karriere auf's Spiel zu setzen oder meinen Job zu verlieren?
6. evtl. nicht mit meinen Kindern spielen zu können?
7. immer wieder bewertet und falsch beurteilt zu werden?

DENKE NOCH EINMAL NACH !!!

by MULTIPLE-ARTS.com

*FATIGUE-Hölle: ich war dort!

Komatöser Zustand.

Todmüde sein (einem Delirium gleich) - und nicht schlafen können!

Nicht fähig zu sein, irgendetwas anderes zu tun als liegen....

Einfach nur liegen....

Mit geschlossenen Augen, aber OHNE Schlaf....

Jeder Muskel schmerzt, jede Bewegung ist hoch anstrengend...

FATIGUE - diese eine der 1000 bösen Fratzen der MS!

Ein Zustand, der sich nicht beschreiben lässt...

Ein Zustand zwischen halb wach, halb tot und halb Koma...

Eigentlich KEIN Zustand, sondern nur ein Drama!

Ein Drama nach einem zwar erfüllten Tag, aber mitten im MS-Sturm.

Ein Drama, die Hölle!

Ein typisches MS-Drama: F A T I G U E!

Unser Alltag! Hallo MS; Hallo Leben und Hallo WUT!

*Rien ne va plus / Nichts geht mehr / Nichts ist mehr richtig!

Fatigue: „abnorme Erschöpfung", so wird es gerne beschrieben in Fachbüchern. Doch ist es nur das?

MS gleicht tatsächlich ein bisschen dem Glückspiel, wenn auf einmal nichts mehr geht. Vorbei, letzte Chance... abwarten und HOFFEN.

Beim Glücksspiel wartet und hofft man auf einen Gewinn – bei MS hofft man allerdings nicht auf einen Gewinn, denn dieser scheint illusorisch, sollte der Gewinn die „Heilung" sein. Nein, man wartet auf das Unvermeidliche, auf die Attacke, den Überfall und man HOFFT, dass dieser schnell wieder abzieht.

Für mich wäre es ja schon ein Hauptgewinn, wenn sich die Fatigue deutlich seltener zeigen würde und ihre Wucht weniger heftig wäre.

Rien ne va plus - nichts geht mehr, wenn sie von uns Besitz ergriffen hat.

Die gängigsten Erklärungen sind Folgende:

- „Vom Laster überrollt"
- „wie bei 40°C Fieber einen Marathon laufen müssen"
- „das Gefühl haben, gleich in Ohnmacht zu fallen, wenn man sich nicht SOFORT hinlegen (zurückziehen) kann"
- „Übelkeit und schmerzende Gliedmaßen, die wie gelähmt sind"

Dies sind allerdings nur zaghafte Versuche, um dieses kraftzehrende Symptom zu beschreiben.

Ich glaube deshalb, dass es ungeheuer wichtig und geradezu NOTWENDIG ist, seinen Angehörigen ganz deutlich und klar erklären zu können, was genau Fatigue ist. Denn wieder einmal könnte das Problem bestehen, dass man es uns nicht ansieht, wenn wir in solch einen Zustand fallen.

Denn bei jedem neuen Anfall bricht für mich gerade wieder meine Welt zusammen. Und dieses absolut hilflose Gefühl, das mich bei einem Anfall überkommt, ist so, als ob man eine Ohnmacht kommen sieht und absolut NICHTS dagegen unternehmen kann und hilflos, machtlos und völlig allein gelassen mit ansehen muss, wie dieser Zustand ungefragt von mir Besitz ergreift!

Jedes Mal aufs Neue lässt sie mich begreifen und spüren, wie allumfassend dieser Zustand meinen Körper und somit auch meine Seele besetzt. Die Fatigue schafft es immer wieder, mich zu erschüttern, wenn sie nicht lockerlässt.

Für mich als äußerst handlungsorientierter Mensch ist es noch dazu so schwer, wenn sie alle altbewährten Strategien außer Kraft hebelt. Mit ansehen zu müssen, wie sie gleich einer riesigen starken zerstörenden Welle über mich hereinschwappt, über mich hinwegfegt, mich mitreißt, mich angreift und umhaut – das ist ein Horrorszenario der besonderen Art. Ich bin dann nämlich zur Untätigkeit gezwungen und das ist eine für mich gänzlich untypische Verhaltensweise. So hilflos zu sein, dass ich mir SELBST nicht mehr helfen kann – das ist meine absolute Horror-Vorstellung! Und diese bösartige Fatigue lässt mich genau dies spüren. Sie schickt mich in eine Welt des Dominiertwerdens, nimmt mir meine Meinungsfreiheit, mein Denken, meine Entscheidungsfähigkeit und meine körperliche Kraft und Energie.

Und auch mit der Häufigkeit und „Gewöhnung" verliert sie nicht ihren Schrecken. Im Gegenteil, denn diese Hilflosigkeit, mit der man den Fatigue-Anfall über sich ergehen lassen muss, dieses nicht Handeln können, sich ganz und gar darauf einlassen zu müssen, sich ausgeliefert fühlen und nicht selbst heraushelfen zu können inmitten dieser Welle: DAS ist Schlimmste!

Mein Körper hat mit der Fatigue genauso zu kämpfen, wie meine Seele.

Meine Seele fühlt sich gepeinigt, völlig überstrapaziert und ich frage mich dann immer und immer wieder, warum mich meine MS damit so sehr im Griff hat.

Ich habe wirklich versucht, diesen schrecklichen und schaurigen Zustand zu ändern. Aber es GEHT NICHT!

Liebe Angehörige: wenn Ihr uns so erlebt, denkt bitte nicht, dass wir simulieren! Denkt nicht, dass wir „nur" müde und/oder erschöpft sind, dass wir uns „nur" hinlegen müssten!

Bitte versucht mitzufühlen, welch Tsunami und welch abartige, abnorme böse Kraft gerade von uns Besitz genommen hat, die wir weder steuern, noch beeinflussen können! Leider müssen wir sie aushalten und brauchen all unsere Kraft und Energie in diesem Moment für diesen Sturm. Wir fühlen uns währenddessen und auch danach noch ganz klein, ganz hilfsbedürftig, ängstlich und völlig zerschlagen, in unseren Grundmauern erschüttert.

Deshalb ist es auch in diesen Momenten so schwer zu ertragen, wenn wir kein echtes Verstehen spüren. Dieses eventuelle Unverständnis, gar noch gepaart mit einem unausgesprochenen oder ausgesprochenen Vorwurf, DAS stresst uns dann noch mehr, weil wir dann das Gefühl bekommen, man würde uns nicht glauben, wir müssten uns rechtfertigen. Und leider können wir in diesem Moment noch nicht einmal das.

Wir können in diesem Moment gar nichts: nur liegen und Ruhe haben. Dieser merkwürdige Zustand ist sicher sehr schwer zu verstehen. „Erschöpft" sind wir doch alle mal irgendwann. **Aber es IST anders!** Es ist böse und zerstörend und lähmt uns, im wahrsten Sinn des Wortes.

*Ich kann mich nicht erinnern, wie es sich anfühlt, nicht müde zu sein

Mittlerweile ist das Fatigue-Syndrom auch als eines der vielen unterschiedlichen Symptome der MS bekannt, aber viele Ärzte und vor allem Gutachter tun sich noch schwer, es als ein sehr stark beeinträchtigendes Symptom und als eines der tausend Gesichter der MS anzuerkennen.

Es ist eines der Gesichter, das **nicht sichtbar** ist und somit auch den Ärzten und auch Angehörigen nur schwer begreifbar zu machen.

Wer Fatigue in schlimmer Form hat, selbst wenn er sonst wenige körperliche Beeinträchtigungen hat, schafft einen Arbeitstag nicht mehr. Noch nicht einmal im Liegen. Denn diese Erschöpfungswellen und die abnorme Erschöpfbarkeit lassen dann keine Konzentration mehr zu und wir stoßen an unsere Grenzen, nur um überhaupt wach zu bleiben. Sie schränken gleichzeitig auch zum Beispiel die Gehfähigkeit oder die Kraft erheblich ein.

Fatigue ist etwas anderes, als „nur" müde zu sein. Wenn man müde ist, weiß man, dass eine Pause oder ein guter Schlaf ausreichen, um wieder wach und leistungsfähig zu sein.

Mit der MS-Fatigue kann es aber sein, dass man selbst nach einem 10-Stunden-Schlaf, den man als gut empfunden hat, trotzdem völlig erschöpft und müde aufwacht. Und diese Erschöpfung kann Dich den ganzen Tag über begleiten und zwar nicht nur als leichte Müdigkeit, sondern als abnorme dunkle Macht, die Dich runter zieht, die Dir ein komatöses Gefühl von Ohnmacht vermittelt, die Dich nicht einmal ein Glas Wasser halten lässt, geschweige denn Dich laufen lässt.

Ein Zustand extremer Ermattung - geistig UND körperlich.

Somit ist Fatigue keine reine körperliche Erschöpfung, sondern auch eine geistige und emotionale Beeinträchtigung!

Und selbst ein Ausruhen kann zu einem Rückfall führen – man weiß nie bei einem solchen Fatigue-Anfall, wie es einem in einer halben Stunde gehen mag.

Manche Fatigue'ler schlafen plötzlich beim Essen ein, ohne anschließend zu merken, dass sie geschlafen haben. Andere sind todmüde, aber können einfach keinen Schlaf finden, was sich wie ein Horrorszenario anfühlt. Beides ist enorm belastend für Betroffene und auch für direkte Angehörige.

Fatigue ist ein Gefühl, als würde jemand einen Schalter im Kopf betätigen und plötzlich „geht gar nichts mehr", man fühlt sich nur noch elend, hilf- und machtlos, schwach und unendlich traurig.

Es ist, als ob man gegen eine Wand anlaufen wolle und einfach nicht weiterkommt und man vor allem in solchen Momenten unfähig ist, auch nur einen klaren Gedanken zu fassen.

Eins steht fest: es ist ein unwirklicher und sehr befremdlicher Zustand, der sowohl körperliche, als auch seelische Schmerzen verursacht; der einem vor Augen führt, welche Macht dieses Symptom der MS hat und ausübt und wie unfähig man von einer auf die andere Sekunde werden kann, seinen Tag zu meistern. Er isoliert und beschämt, er bestürzt und lähmt und hinterlässt einen Scherbenhaufen.

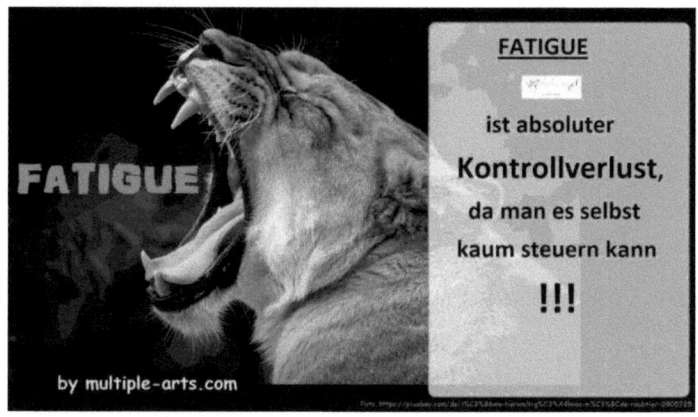

*Leere Batterie

Fatigue ist etwas völlig anderes, als einfach nur „müde sein"! Während ein guter nächtlicher Schlaf eine „normale Müdigkeit" ausgleichen kann, funktioniert das bei dem Biest Fatigue nicht. Die Fatigue ist stur.

❖ Fatigue kann der Teil einer MS sein, der am meisten schwächt.

❖ Mit Fatigue ist es egal, ob man drei Stunden Schlaf hatte, oder 10 Stunden. Man wacht so oder so völlig erschlagen auf, so, als ob man gar keinen Schlaf gehabt hätte.

❖ Fatigue kann sehr plötzlich und unerwartet kommen. Zum Beispiel ist man eben noch den eigenen Umständen entsprechend „frisch und fit" und ganz PLÖTZLICH fühlt man sich so, als ob man mitten in eine Wand gelaufen sei und dort feststeckt. Man BRAUCHT DRINGEND eine PAUSE: JETZT! SOFORT!

❖ Die Beine und Arme werden plötzlich sehr schwach und zittrig.

❖ Oder aber die Gliedmaßen werden so schwer, als seien sie mit Blei behangen. Das Gleichgewicht, die Koordination, die Motorik und Vieles mehr können ebenfalls betroffen sein.

❖ Der simple Akt, eine Gabel halten zu können, wird plötzlich zu einem Kraftakt, als ob man 10 Tonnen heben müsste.

❖ Fatigue kann Dir das Gefühl vermitteln, als seist Du ständig am Ende Deiner Kräfte und kurz davor, das Bewusstsein zu verlieren. Ein fast komatöses Gefühl.

Zu versuchen, mit Fatigue zu FUNKTIONIEREN, ist, wie zu versuchen, unter Wasser normal gehen zu wollen. Als ob man versuchen würde, sich einem unsichtbaren DRUCK entgegen zu stemmen. Man schafft es nicht!

Ein MS-FATIGUE-Gehirn kann man sich wie eine schlechte und beschädigte Batterie für seinen eigenen Körper vorstellen. Diese Batterie braucht eine sehr lange und unverhältnismäßig große Zeitspanne, um sich aufzuladen und baut sich ganz plötzlich und scheinbar ohne Grund ab. Sie ist dann völlig leer, nicht nur ein bisschen, sondern plötzlich ganz leer. Und egal, wie lange man sie danach wieder auflädt, sie wird NIE ihre Leistung den ganzen Tag über halten können.

Spätestens mittags muss man die Batterie wieder ans Ladegerät anschließen, auch wenn es nur für eine kleine Weile ist, sonst wird sie nicht nur energielos, sondern sie wird völlig ausgepowert sein, kaputt, zerbrochen und in sich selbst zusammenfallen. Deshalb kann Fatigue dazu führen, dass man auch kognitive und nicht nur körperliche Probleme bekommt. Sie hebelt sozusagen alles aus und wenn man Pech hat, auch alles gleichzeitig.

Das Sehen und die Sprache können beeinträchtigt werden, man kann plötzlich von Schmerzen überfallen werden, oder gar Depressionen bekommen. Auf jeden Fall hat man dabei immer Schwierigkeiten mit dem Denken und mit der Konzentration, sowie Probleme mit dem Erinnerungsvermögen. Deshalb ist Fatigue nicht nur ein kleines Symptom oder ein momentaner Zustand, sondern Fatigue ist zerstörerisch und erniedrigend, weil man in diesem Moment nicht mehr „man selbst" ist.

*Emotionale Fatigue / Tierarzt und Folgen

Die sogenannte „Emotionale Fatigue" scheint bei mir besonders zugegen zu sein und nervt mich auch innerlich ganz enorm.

Die Auswirkungen der Fatigue auf die Lebensqualität sind für Betroffene teilweise drastisch und führen im Alltagsleben zu massiven

Einschränkungen – soziale Kontakte müssen meist auf ein Minimum reduziert werden.

Es selbst zu erleben, und sei es zum hundertsten und abertausenden Mal, ist doch immer wieder ein „Schlag ins Gesicht". Es ist nicht nur eine Müdigkeit, sondern ein komatöses Gefühl mit einem abnormen Energieverlust, der sich willentlich nicht wiederherstellen lässt.

DAS ist wohl für mich als unverbesserlicher Optimist mit am Schlimmsten: ich kann einfach NICHTS tun, wenn solch ein „Anfall" kommt. Ich bin und fühle mich ausgeliefert und vor allem fühle ich mich nicht mehr „Ich selbst"!

Das heißt, nicht nur mein Körper muss diesen Schlag aushalten, sondern auch meine Psyche.

Sich „schwach" fühlen in solch einem Moment, ist nur ein unwirklicher Ausdruck für dieses Gefühl von Ohnmacht und Kraftlosigkeit.

Verminderte Fähigkeit zur Konzentration und Aufmerksamkeit; Beschwerden allgemeiner Schwäche oder schwerer Glieder; durch Müdigkeit bedingte Alltags-Schwierigkeiten; Probleme mit dem Kurzzeitgedächtnis; ein mehrere Stunden anhaltendes Unwohlsein nach Anstrengung – dies sind nur einige der schweren Symptome und Auswirkungen der Fatigue.

Die dazu kommenden deutlichen emotionalen Reaktionen auf die Fatigue-Problematik (zum Beispiel Traurigkeit, Frustration oder Reizbarkeit) dürfen niemals außer Acht gelassen werden. Von Schlafstörungen trotz abnormer Müdigkeit, mal ganz zu schweigen.

Die emotionale Fatigue ist ein Teilbereich der Fatigue, wie auch die kognitive oder motorische Fatigue. Oft sind sie gar nicht auseinander zu halten und überschneiden sich.

Ich habe festgestellt, dass mich emotional anstrengende Erlebnisse anschließend immer mit einer Fatigue beglücken.

Beispielsweise musste ich mit unserem Hund zu einem speziellen Tierarzt zwecks Blutabnahme und Test auf Schilddrüsen-Störung fahren. Das Ganze musste morgens stattfinden, da der Hund nüchtern sein sollte.

Wer Fatigue kennt weiß, was nun folgt: das Wissen, eine weitere unbekannte Strecke alleine mit dem Auto bewältigen zu müssen, löst zumindest bei mir schon Stress aus. (Ein unbekannter, langer Weg –

wie schaffe ich das, und vor allem: komme ich gut wieder zurück???)
Oder macht mir meine MS und/oder Fatigue schon vorher oder während des „Ausfluges" einen Strich durch die Rechnung? Sind meine Beine anschließend noch in der Lage, das Gaspedal zu bedienen?).

Beim Tierarzt angekommen: Wartezimmer, viele Tiere – helle Aufregung, aufgeregte Frauchen und Herrchen, noch aufgeregtere Tiere. Und die eigenen Fähigkeiten als Hundehalter werden vor aller Augen begutachtet ;) „Hat sie ihren Hund im Griff, hört er gut?" ;)

Ja, mein Hund ist ein Goldstück und benimmt sich wundervoll in solchen Situationen – was ein Glück. Aber anstrengend ist es für uns beide trotzdem: ständige und 100%ige Aufmerksamkeit ist gefordert. Hallo MS, Hallo Fatigue und Hallo UNSICHTBARKEIT.

Wir werden aufgerufen und Smiley wird Blut entnommen… Ich erspare Einzelheiten, aber es ist für mich schon Höchstleistung in meiner Aufregung, den Hund zu beruhigen, ihn zu halten und GLEICHZEITIG den Anweisungen der Ärztin zu folgen.

Das ist für Gesunde schon stressig – für MS`ler eine echte Spitzenleistung, wenn man bedenkt, wie viele Zentren in unserem geschädigten MS-Hirn nun gerade gleichzeitig arbeiten, auch wenn das Arbeiten manche Zentren nun gar nicht erforderlich wäre.

Anschließendes Gassi-Gehen, um die Zeit zu überbrücken, bis der erste Blut-Schnelltest fertig ist. Fremde Umgebung – das MS-Hirn kann schon nicht mehr, ist überfordert und meldet an die Beine:
Kraftlosigkeit!!! Schlackern, Koordinationsstörungen.
Es meldet an ein anderes Teil des MS-Hirns: Schwindel!
Es meldet unaufhörlich – es ist geradezu besessen vom Melden. Energieverlust, Sehstörungen, Zittern, taube Hände …
ICH melde zurück: Unsinn, Ruhe jetzt!
Gegenmeldung: Du wirst nicht gefragt!
So geht es auf den 15 Minuten Spaziergang weiter; mein Hund bleibt dicht bei mir – er spürt diese Gehirn-Meldungen, er wittert sie und sie sind ihm unheimlich, weil er weiß, dass höchste Anspannung besteht und PAUSE nun mehr als notwendig ist. **Er ist in Alarmbereitschaft – ICH auch.**

Zurück im Wartezimmer: das gleiche Spiel von vorne – und dann das erste vorläufige Ergebnis, dass diese Werte bis jetzt ok sind.

MS-Hirn: geschafft – nein, doch nicht! Erst Meldung machen! MS-Gehirn-Meldung an Tränendrüse: loslegen, Meldung an Beine: Wackeln und Kraft abwerfen; Meldung an Kopf: LEERE, nicht mehr denken können, Meldung an die Hände: Taubheit verstärken.

ICH: Ruhe jetzt!

Ich schaffe es noch, oh Wunder und dank meiner Selbstdisziplin und vor allem dank vielem Glück zum Auto zu stolpern, mich auszuruhen, den Hund zu streicheln und heimzufahren. Ich schaffe es. Und bin dankbar.

Ich komme zu Hause an – *und die MS macht erneut Meldung: NICHTS GEHT MEHR!!!*

Smiley und ich schaffen es gerade noch bis zur Couch, halb tot und von all den Meldungen erschlagen.

Später dämmert es mir dann: EMOTIONALE Fatigue. Zu viele Emotionen, zu viele Reize, die zu verarbeiten sind/waren und schwupps, macht dieses blöde MS-Hirn wieder Meldung.

Ob ich meine MS mag??? NEIN!

Ich arrangiere mich und ich schaffe es auch außerhalb dieser Meldungen, ein erfüllendes Leben zu führen. Während der Meldepflicht des überpflichtbewussten MS-Hirns – da mag ich gar nichts mehr: nicht mich, denn ich bin anders und hilflos und nicht meine MS!

Ist das ein Wunder?

Wer es selbst erlebt hat, dem wird es ähnlich gehen.

Zum Glück ist dieser Fatigue-Anfall nach gefühlten hundert Tagen irgendwann vorbei … die Meldepflicht wird nicht mehr ganz so ernst genommen. Hallo MS; Hallo Leben – ich komme – aber morgen erst!

*Fatigue – die komische Seite

Eines der schönsten und lustigsten Cartoons, das ich zum Thema „Fatigue" gesehen habe, ist (von Phil Hubbe), auf dem er eine Selbsthilfegruppe für Fatigue`ler darstellt: Der Moderator erzählt etwas und die Fatigue`ler schlafen oder hängen erschöpft herum: einfach herrlich!

Eigentlich ist es ja traurig, wenn man Fatigue hat und sich tatsächlich kaum mehr konzentrieren kann. Ich kenne das ja leider leidlich.

Aber ohne Humor geht es eben nicht und dieser Humor des Cartoons hat absolut mein Komikzentrum getroffen. Herrlich!

Meine Freundin Petra sagt immer: „Ach was soll`s, mit Fatigue lernt man jeden Tag neue Leute kennen und erfährt ständig Neuigkeiten"! Ja, so ist es beinahe.

Wenn wir uns etwas erzählen, ist fast immer auch ein Fragezeichen dabei: „Habe ich Dir das schon erzählt?" und das Luft anhalten, dass es nun ausnahmsweise mal nicht so ist. Die typische Antwort würde lauten: „Das weiß ich nicht mehr! Erzähle einfach mal neu!".

Naja, somit hat man halt immer etwas zu erzählen und erfreut sich jedes Mal aufs Neue.

Nun, ganz so schlimm ist es noch nicht, aber manchmal nervt es schon, wenn man ständig etwas vergisst, sich nicht konzentrieren kann und nach der kleinsten Kleinigkeit erschöpft ist.

Aber am einfachsten zu ertragen ist es mit Humor und an den erinnern wir uns hoffentlich noch lange!

*GEFÜHLS-CHAOS und dauerhafte Fatigue

Ich schaue nach vorne, ich bin optimistisch und gebe niemals auf!

Ich lasse mich nicht unterkriegen, ich biete der MS die Stirn, ich bin eine MS-Kriegerin!

Ich genieße mein eingeschränktes Leben; ich versuche mir die verloren gegangene Lebensqualität nicht aufzuzeigen, sondern versuche das, was ich habe, zu genießen.

Ich bin mir bewusst, dass ich ein tolles soziales Umfeld habe und meine MS einen milden Verlauf hat. Ich bin dankbar.

Ich lebe – manchmal lebe ich gut, manchmal weniger und so schnell lasse ich mich nicht aus dem Gleichgewicht bringen.

Normalerweise.

ABER es gibt auch Tage, an denen es mir fast ununterbrochen nicht gut geht, an denen das Aufstehen schon einem Marathon gleichkommt, Duschen und Haare Föhnen dem Erklimmen des Mount Everests und der weitere Tag nur noch „irgendwie" überstanden werden kann.

Bei aller Lebensfreude und positiver Einstellung.

Gassi gehen wird zum Martyrium, weil weder laufen noch stehen gut klappt und der arme Hund gerne mal einen großen Spaziergang hätte. Einkaufen und andere Termine muss ich streichen, weil ich weder körperlich noch psychisch dazu in der Lage bin.

Bei all meinem Optimismus: Das tut weh. Ich fühle mich krank, **be-hindert** am Leben, **be-hindert** am fröhlichen Treiben und selbst einen Kaffeeklatsch, den ich bewusst wahrnehme, muss ich wieder verlassen, weil ich einfach zu erschöpft bin, zu „Reiz überflutet", zu schwach zum Sitzen und zu müde zum Kaffee trinken.

Zuhause angekommen hilft nur noch hinlegen. Und das altbekannte „Abwarten", bis „es" vorbei ist. „Es" ist ein zur dauerhaften Fatigue hinzukommender Fatigue-Anfall, wie ich ihn schon lange nicht mehr hatte.

UND: die Wut kommt hoch, die Verzweiflung und ein „Ich kann nicht mehr"!

Vor allem kann ich mich nicht mehr erinnern, wie es früher war. Wie fühlt es sich an, wenn man arbeiten gehen kann? Einen Acht-Stunden-Tag hatte, noch einkaufen geht, eine Freundin besucht und Zuhause noch den Haushalt schmeißt und abends vielleicht auch noch einmal etwas vorhat?

Habe ich das JEMALS erlebt? War ICH das?

Ja, ich war das!

Lange vor der sich verschlechternden MS, lange vor dieser bissigen und sesshaften Dauer-Fatigue und sehr lange vor diesen überfallsartigen bösen Fatigue-Anfällen, die zu alledem noch hinzukommt.

Lange vor den Spastiken in den Beinen und dem Blei, was mir die MS an die Beine gehängt hat.

ICH war das – wie in einem anderen Leben, in einem anderen Film.

Wenn ich nachspüre ist es so, dass ich wirklich nicht mehr weiß, wie es sich anfühlt, einen solchen erfüllten Tag mit vielen Terminen zu erleben. Wie es sich anfühlt NORMAL müde und erschöpft und trotzdem noch leistungsfähig zu sein und nicht einer Ohnmacht gleich dahin zu vegetieren.

Das sind Momente, in der ich meine MS hasse. Momente, in denen ich die Fatigue hasse und mich nur als Häufchen Elend sehe. Es hilft weder ein „Zusammenreißen", noch ein gut gemeinter Rat – es hilft nur, dieses Dilemma auszusitzen, beziehungsweise auszuliegen. In Demut, in Trauer und Erniedrigung.

Zu erschöpft, um die Gefühle zu lokalisieren, zu erschöpft, eine Tasse Tee zu halten, zu erschöpft um zu reden oder gar zu denken. Diese Tage sind meine schwarzen MS-Tage – schwarz, wie einige meiner Löcher im Gehirn und benebelt, wie das gesamte MS-Hirn. Nebel, Rauch, Blitze und ein Hammer auf dem Kopf – und doch geht es weiter und doch muss ich mich aufraffen, zumindest um ins Bett zu gelangen. Und doch möchte ich meine Lebensfreude nicht verlieren. DAS kann ich im Moment dieser Erschöpfung aber nicht ansatzweise denken. Alles ist ausgeschaltet – nichts geht mehr.

Im Nachhinein kann ich wieder denken, wecke meine Lebensgeister und rede mir gut zu. Ich darf auch mal jammern – das ist gut und wichtig, um sich selbst ehrlich gegenüber zu sein.

MS hat seine normalen Tage und Seiten, aber es gibt auch diese schwarzen Tage und sie zu verleugnen, wäre nicht Recht und nicht gut.

Hallo MS; Hallo Lebenswille und Hallo Anstrengung und Chaos der Gefühle! Und doch geht es weiter – wie immer, mutig und positiv, auch wenn ich aussehe, wie das blühende Leben! ;)

Emotionale Erschöpfung: das sagt sich so leicht und doch ist es ein ernstzunehmendes Problem.

Müde, erschöpft und abgeschlagen? Jeder Mensch fühlt sich hin und wieder müde, ermattet und abgeschlagen! Erschöpfung ist ein häufig auftretendes Symptom, das viele Ursachen haben kann. Meist tritt Erschöpfung vorübergehend auf und es gibt dafür Gründe, wie ein stressiger Arbeitstag, ein intensives Sporttraining, eine unruhige Nacht - doch was kann man tun, wenn die Beschwerden länger anhalten und über eine „allgemeine Schlappheit/Energielosigkeit" hinausgehen? Erschöpfung kann auch als Symptom von Erkrankungen auftreten. Woran erkennt man diese? Und was kann man dagegen unternehmen?

Nach Atembeschwerden ist Erschöpfung das zweithäufigste Symptom, das Allgemeinmediziner von Patienten zu hören bekommen.

Klar ist auch, dass Körper und Geist ein begrenztes Energiekontingent haben. Sobald dieses aufgebraucht ist spürt man Konsequenzen und alltägliche Aufgaben erscheinen plötzlich mühsam, anstrengend oder kaum bewältigbar! Einfache Tätigkeiten werden plötzlich zur Herausforderung.

Zu den häufigsten Ursachen von Müdigkeit und Erschöpfung zählen:

- Blutarmut (Anämie)
- Diabetes mellitus
- Herzinsuffizienz
- Schilddrüsenunterfunktion und
- Depressionen

Menschen mit chronischen Erkrankungen haben manchmal schon andere Beeinträchtigungen, eventuell einen geschwächten Körper und mannigfaltige körperliche Symptome. Dass auf Grund eines erschwerten Alltages, der durch körperliche Beeinträchtigungen deutlich anstrengender sein kann, auch seelische Probleme auftreten können, ist fast schon eine logische Folge.

Das heißt, eine emotionale Erschöpfung ist auch nie isoliert zu betrachten, sondern immer nur im Ganzen, im Kontext.

Gekennzeichnet ist eine emotionale Erschöpfung oft durch:

- Fehlende Energie
- Fehlende Motivation und Desinteresse für das Leben
- Erhöhte Sensibilität gegenüber Stress oder stressigen Situationen
- Konzentrationsschwierigkeiten oder Aufmerksamkeitsdefizite
- Sich selbst fremd zu werden oder das Umfeld nicht mehr zu (er)-kennen (Depersonalisation)

Das heißt, man hat oft eine geringere Toleranz gegenüber Stress oder Stresssituationen. Außerdem kann eine Depersonalisation stattfinden – das bedeutet, dass man sich sogar in seiner eigenen Haut und auch in der näheren Umgebung plötzlich fremd fühlen kann.

Es gibt viele Gründe warum sich eine Erschöpfung entwickelt. Oft zehren alltägliche Dinge an den Kräften. Ein stressiger Alltag mit Kindern beispielsweise kann dies fördern - Frauen und/oder Männer kümmern sich aber nicht nur um die Kinderbetreuung, sondern schmeißen auch noch den Haushalt, arbeiten halb- oder ganztags. Dann ist es kein Wunder, wenn sie irgendwann ein stetes Gefühl der Überforderung empfinden – und dies nicht etwa bei schweren Aufgaben, sondern wirklich schon im „Kleinen", im Alltäglichen - wie beim Wäschewaschen, Putzen oder Einkaufen. Das sollte dann ein Alarmsignal sein.

Dazu kommt ja eventuell noch beruflicher Stress. So kann der Beruf noch (zusätzlich) an den Energiereserven, die sowieso nur begrenzt sind, nagen und zur Erschöpfung führen.

Eine akute Erschöpfung kann auch in eine chronische Erschöpfung übergehen und vielfältige Emotionen mit sich bringen und aufwühlen.

➤ **Emotion** bezeichnet eine Gemütsbewegung im Sinne eines Affektes. Sie ist ein psychophysiologisches, auch psychisches Phänomen, das durch die bewusste oder unbewusste Wahrnehmung eines Ereignisses oder einer Situation ausgelöst wird.
(Quelle: https://de.wikipedia.org/wiki/Emotion)

Erschöpfung/Ermüdung

Es gibt zwei Typen von Ermüdung:

* Zur **körperlichen**, sogenannten **„peripheren"** Ermüdung kommt es, wenn es der Muskulatur an Energie mangelt. Das passiert zum Beispiel, wenn die Muskeln während eines intensiven Sporttrainings ihre Glykogen-Depots (= die Zuckerspeicher) aufgebraucht haben.

➢ Die **„zentrale", psychische Ermüdung** geht vom zentralen Nervensystem aus. Sie entsteht, wenn sich das Gleichgewicht der Botenstoffe im Gehirn verschiebt.

Die beiden Formen der Ermüdung lassen sich allerdings nicht immer klar voneinander abgrenzen. Häufig haben sie gemeinsame Ursachen. Eine Unterzuckerung (Hypoglykämie) zum Beispiel kann einerseits dazu führen, dass den Muskeln der Kraftstoff ausgeht. Andererseits kann der Zuckermangel den Stoffwechsel der Nervenzellen beeinträchtigen und somit zu einer zentralen Ermüdung führen. Zudem stehen die beiden Formen der Ermüdung miteinander in Wechselwirkung: ist die Skelettmuskulatur überlastet, kann sie das zentrale Nervensystem hemmen, um den Körper somit vor einer Überbeanspruchung zu schützen.

Zunächst ist Erschöpfung also kein Zeichen für eine Erkrankung, sondern ein normaler körperlicher Zustand wie Hunger oder Durst. Wenn man sich allerdings **ohne ersichtlichen Grund** und **über längere Zeiträume** hinweg erschöpft fühlt, kann dies ein Warnsignal sein. (Quelle: https://www.onmeda.de/symptome/erschoepfung.html)

Psychische Probleme, die häufig zu Erschöpfung führen:

* Das Burnout-Syndrom
* Depression

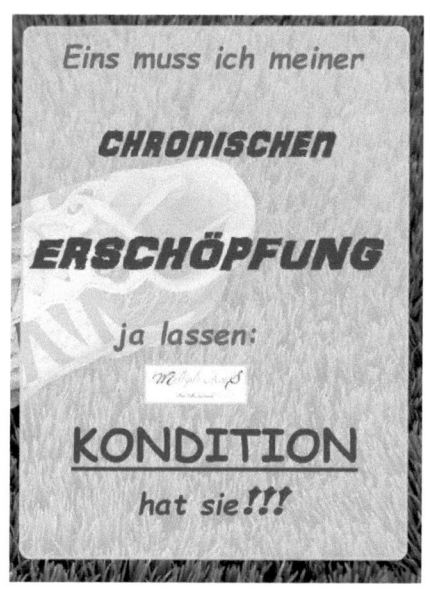

*Wenn man zu erschöpft ist…

Wenn man zu erschöpft ist, nur zu denken…

Wenn man zu erschöpft ist, aufzustehen…

Wenn man zu erschöpft ist, zur Toilette zu gehen…

Wenn man zu erschöpft ist, sich an einer juckenden Stelle zu kratzen…

Wenn man zu erschöpft ist, um zu duschen…

Wenn man zu erschöpft ist, den Staubsauer zu schwingen…

Wenn man zu erschöpft ist, ein noch so kleines Telefonat zu führen…

Wenn man zu erschöpft ist, Anträge auszufüllen …

Wenn man zu erschöpft ist, sich nur umzudrehen…

Wenn man zu erschöpft ist, um sich eine Schmerztablette gegen die Schmerzen zu holen…

Wenn man zu erschöpft ist, ein Glas Wasser zu halten…

Wenn man SOGAR zu erschöpft ist, seinen Seelenhund zu streicheln…

DANN, dann ist etwas nicht OK. Dann hat man eine chronische Erkrankung und muss Mittel und Wege finden, dieser maßlosen Erschöpfung zu entkommen, nicht in ihr zu versinken.

Dann braucht man Kraft, die man nicht hat, um wieder aufzustehen.

Wenn man zu erschöpft ist all dies zu tun, dann ist dies ein schlimmes Erleben für den Betroffenen und auch sein Umfeld, weil man in diesen Situationen noch nicht einmal „normal" funktionieren kann.

Wenn man so erschöpft ist, dann ist man nicht nur geistig abgeschlagen, sondern der Körper schmerzt, jede Bewegung ist die Hölle und Konzentration ist nicht mehr möglich.

Dann braucht man Ruhe und positive Erlebnisse, die man sich möglichst selbst schaffen sollte.

Das ist der ewige und nicht endend wollende Kampf inmitten einer chronischen Erkrankung. Einer CHRONISCHEN Erkrankung, die nicht mehr weggeht, denn sie ist chronisch: sie bleibt!

Und es liegt an uns, wie wir ihr begegnen, wie wir mit solchen Phasen umgehen und es dann doch wieder schaffen aufzustehen…

(Quelle: https://www.onmeda.de/symptome/erschoepfung.html)

*Wie kann man sich einziger Mensch so abartig müde und erschöpft fühlen?

Das war heute Morgen meine Frage an mich selbst!

Wie kann man sooo fertig sein, wie kann man so abgeschlagen und bis auf die Knochen erschöpft sein (aber ohne, dass es ein Fatigue-Anfall ist)???

Ich kenne diese Phasen und unangenehmen Wandlungen aus meinem MS-Leben leider sehr gut, und doch überraschen sie mich immer wieder mit Wucht, wenn sie so krass auftreten.

Das sind die Momente, in denen mir klar wird, dass ich unheilbar krank bin und dass die MS einfach sch… ist! Mega sch…! Das muss einfach mal gesagt werden!

Kein Mensch braucht das!

Und das Arbeitengehen ist leider einfach ein Ding der Unmöglichkeit! Denn auch verrentet schaffe ich in diesen Situationen kaum meinen normalen Alltag und muss etliche Kompromisse eingehen, um mein Leben dann noch schön zu halten.

In solchen Phasen (bei anderen Betroffenen auch IMMER) nimmt mir die MS wirklich viel Lebensfreude.

Denn wenn diese erschöpften Zustände da sind (trotz meines geliebten CBD-Öls), dann betrifft das nicht nur das Gefühl der „Erschöpfung", sondern der ganze Körper ist völlig abgeschlagen und fühlt sich wie gerädert und ausgesogen an. Die Beine funktionieren nicht mehr richtig, sind bleischwer, verkrampft… Das Hirn scheint zu versagen und kann nur noch durch einen Nebel „denken", die Augen haben Sehstörungen, ein Schwindel macht sich ebenso breit wie Schmerzen - und die Koordination scheint mich verlassen zu haben. (Vielleicht hat sie schon aufgegeben ;)).

All das ist ein schreckliches Gefühl. Ein Gefühl der Ohnmacht und Hilflosigkeit!

Es ist auch in diesen Momenten nicht schönzureden.

Auch wenn mir bewusst ist, was ich zurzeit Zuhause (durch mehrere Schicksalsschläge) alles aushalten muss, welche schwere Last ich zu tragen habe: trotzdem — oder gerade deshalb - möchte ich diesen abgekämpften Zustand, der mich schachmatt macht, nicht noch zusätzlich erleben.

Außer viel Ruhe einzuhalten und unnötige Reize auszuschalten, kann man erst einmal nicht viel machen.

Aber man kann mit der Zeit lernen, immer das Beste aus solch einer Situation zu machen. Einfach ist das aber nicht!

Aber wer mit einer chronischen Krankheit lebt, hat eins gelernt: Das Leben geht weiter und Aufgeben gilt nicht!

Also werde ich mich in Geduld üben, auf mich achten (Selbstfürsorge) und versuchen – im wahrsten Sinn des Wortes – wieder auf die Beine zu kommen!

Mein YouTube-Kanal hält einige Videos bereit – unter anderem auch zur Fatigue:
https://www.youtube.com/watch?v=dD29IUkh8LA

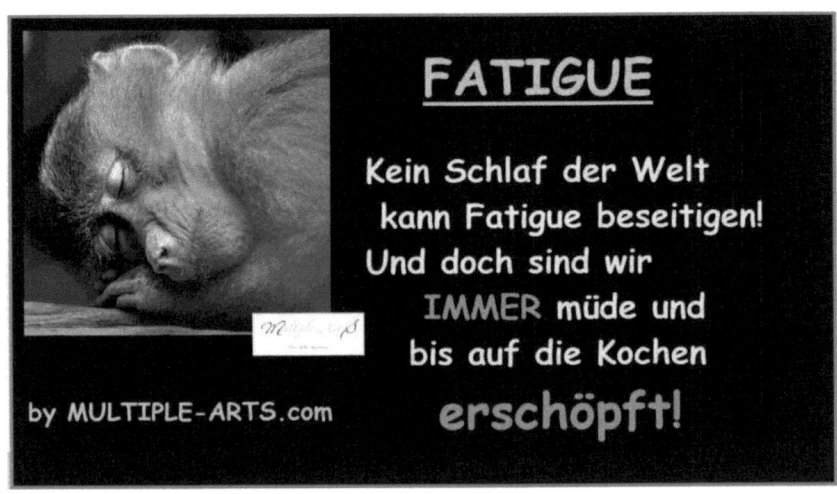

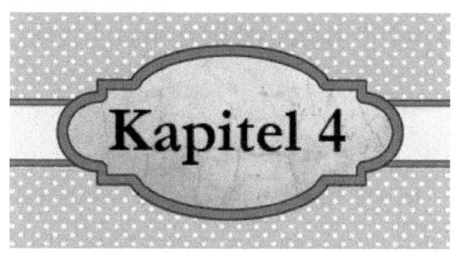

UHTHOFF-Phänomen

Das „Uhthoff-Phänomen: „Es wurde 1890 von Wilhelm Uhthoff, einem deutschen Augenarzt, als temporäre Verschlimmerung der Symptomatik bei Patienten mit einer Optikusneuritis beschrieben, als diese sich körperlich anstrengten. Weitere Forschungen zeigten auch eine Verschlechterung bei verstärkter Hitzeeinwirkung.

Das Uhthoff-Phänomen kann bei allen Erkrankungen auftreten, die mit beschädigten Markscheiden der Nervenfasern einhergehen, wie zum Beispiel bei MS.

Als Uhthoff-Phänomen im weiteren Sinne wird auch die vorübergehende Verschlechterung neurologischer MS-Symptome bei einer Erhöhung der Körpertemperatur (zum Beispiel bei Fieber, heißen Bädern oder in der Sauna) bezeichnet. Betroffen sind mehr als 80 % der an MS Erkrankten.

Als Ursache wird auch hier eine temperaturbedingte Verschlechterung der Leitfähigkeit demyelinisierter Axone angenommen.

Weil es von einem Erkrankungsschub abgegrenzt werden muss, bleibt das Uhthoff-Phänomen auch heute klinisch bedeutsam. Eine Verschlechterung des Zustandes von MS-Patienten aufgrund von Hitze oder Anstrengung wird auch als Pseudo-Schub bezeichnet." (1)

Das Uhthoff-Phänomen im Überblick:

- Hohe Temperaturen beeinflussen die MS-Symptomatik: Uhthoff-Phänomen
- Viele MS`ler fürchten die große Hitze im Sommer und das zu Recht.
- Die MS`ler, die Wärme schlecht ertragen können, sind aber nicht zwangsläufig die, die den Winter lieben - und umgekehrt.
- Manche MS`ler lieben die Hitze und fürchten vielleicht die Kälte.

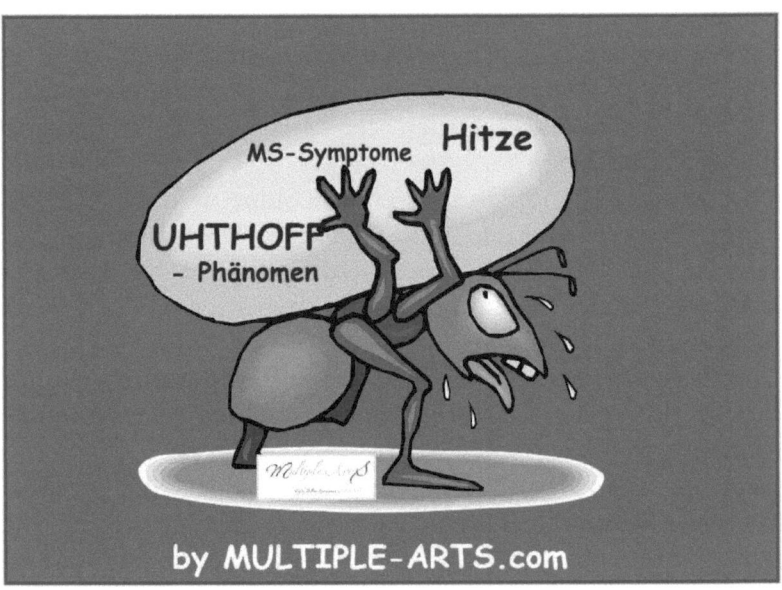

Das **Uthoff-Phänomen** (=akute Verschlechterung aller Symptome durch Hitze -bei neurologischen Erkrankungen)

ist anders, als nur "schwitzen" und erhitzt zu sein. Wenn Du verschwitzt bist und Dich erhitzt fühlst, reicht kaltes Duschen, oder ein Moment der Ruhe und Abkühlung und Du fühlst Dich wieder einigermaßen fit.

Wenn Du vom Uthoff-Phänomen betroffen bist,
bist Du verschwitzt und erhitzt _UND_
Du bekommst unter Umständen sämtliche MS-Symptome auf einmal:

Deine Beine, Arme und der Kopf werden bleischwer,
Du kannst Dich kaum noch bewegen, Du hast keine Kraft mehr,
um ein Glas Wasser zu halten. Dir wird übel und Du fühlst Dich so krank,
als ob Du mit schwerer Grippe,

40 C Fieber einen Marathon bei dieser Hitze laufen müsstest.
Du fühlst Dich abgrundtief erschöpft, ausgelaugt; Dir wird der Boden unter den Füßen weggezogen. Das ist der Unterschied!

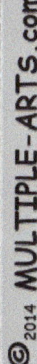

115

Wenn ein MS`ler, der die Hitze nicht gut verträgt,
über das heiße Wetter klagt, ist das kein „Jammern",
sondern er hat wieder einmal mit einem der
unsichtbaren Symptome zu kämpfen:

Dieses Symptom nennt sich

„Uhthoff-Phänomen" oder auch „Pseudo-Schub".

Bei Hitze können sich alle MS-Symptome
verschlechtern, denn bei einem

Anstieg der Körpertemperatur

verlangsamen sich die Nervenimpulse!

Das kann über Sehstörungen bis hin zu Lähmungen oder
so schweren Beinen führen, dass man nicht mehr laufen
kann.

Wir bilden uns dieses Symptom NICHT ein!

Bitte versucht es zu verstehen und verurteilt uns
deswegen nicht! UHTHOFF ist ein sehr schreckliches
und belastendes Phänomen!

by multiple-arts.com

Was ist das Uhthoff-Phänomen?

Als Uhthoff-Phänomen bezeichnet man also eine zunehmende Symptomverstärkung und Müdigkeit bei Temperaturerhöhung. Dieses Phänomen ist bei Multipler Sklerose relativ bekannt und wird auch als „Pseudo-Schub" bezeichnet, da es sich oft anfühlt, wie ein neuer Schub. Gerade frisch diagnostizierte MS`ler haben anfangs Schwierigkeiten, dies zu differenzieren.

Wie bei der Fatigue auch handelt es sich hierbei **um ein nicht willentlich veränderbares Gefühl.** Man kann die Umstände verändern (Kühlung und so weiter), aber das wirklich äußerst unangenehme Gefühl, wenn „Herr Uhthoff", wie er umgangssprachlich genannt wird, zuschlägt, ist mit Worten kaum zu beschreiben.

Des Weiteren gilt, dass das Uhthoff-Phänomen die Verschlechterung neurologischer Symptome oder der allgemeinen Leistungsfähigkeit (auch im Rahmen erhöhter Umgebungs- oder Körpertemperatur (Fieber)) beeinflusst. Im Extremfall kann dies zu vorübergehenden kompletten Lähmungserscheinungen führen, im „Normalfall" können alte und bekannte Symptome auftreten. Diese Symptome bilden sich aber immer wieder zurück – spätestens nach völliger Abkühlung. DAS ist charakteristisch für das Uhthoff-Phänomen. Allerdings beruhigt das an einem heißen Sommertag mit Temperaturen bis 40°C nicht wirklich und das so erschöpfende innerliche Gefühl von drohender Ohnmacht ist sowieso noch einmal eine besondere Belastung.

Auch eine vorübergehende Verschlechterung der Sehschärfe bei körperlicher Anstrengung wird unter dem Begriff „Uhthoff-Phänomen" aufgelistet. Viele Menschen mit MS sehen plötzlich verschwommen oder wie durch einen Nebel. Auch die Farbwahrnehmung kann verändert sein.

Die gebräuchlichste Anwendung des Begriffs ist jedoch die der „Zunahme neurologischer Ausfallerscheinungen bei hoher Umgebungstemperatur" (Hitze im Sommer, warme Räume und so weiter), oder auch Körpertemperatur (heiße Bäder, Sauna, Fieber etc.). Andere erleben, dass sie verstärkt mit Fatigue, kognitiven Störungen, Tremor, Gefühlsstörungen oder Spastik zu tun haben, wenn es warm wird oder sie sich körperlich anstrengen.

Eine US-amerikanische Studie hat im Übrigen ergeben, dass Hitze nicht nur kognitive Funktionen einschränken kann, sondern auch die Verarbeitungsgeschwindigkeit von Informationen im Gehirn verlangsamt ist. Hitze kann also auch die Hirnfunktion bremsen.

Wärme kann sich demnach auf das Wiederauftreten früherer Symptome auswirken. Besonders, wenn eine erhöhte Instabilität der betroffenen Nervenleitbahnen im Zentralnervensystem vorliegt. Dies ist dann keine erneute Entzündung!

Beispielsweise hatte ich 1994 als ersten Schub eine heftige Sehnerv-Entzündung, bei der das linke Auge erblindet war, sich aber zum Glück vollständig zurückbildete. Bei großer Hitze, Stress oder einem Infekt, flammt diese Störung wieder auf: ich bekomme Sehstörungen, das linke Auge schmerzt und ist nicht belastbar (es „wackelt") und auch andere meiner bekannten oder auch weniger bekannten MS-Symptome machen sich bemerkbar. Immer werde ich kraftlos dabei, habe Probleme Treppen zu steigen und bekomme eine taube Gesichtshälfte – das ist ein typisches Uhthoff-Phänomen. Zu Beginn meiner Erkrankung hat mich das immer in Angst und Schrecken versetzt, bis mir meine damalige Neurologin erklärte, dass es „nur" ein Pseudo-Schub sei. Aushalten müssen wir diese Symptome ja trotzdem, denn sie sind real, aber es ist beruhigend zu wissen, dass es kein neuer Schub ist!

Wenn ich dann wirklich und konsequent für Abkühlung sorge (wenn möglich!!!), dann verschwinden die Symptome auch wieder nach und nach. Trotzdem kann sich so ein Pseudo-Schub auch nachhaltig auswirken und die allgemeine Konstitution so schwächen, dass man tagelang von Kraft- und Energielosigkeit betroffen ist.

Einige meiner engsten Freunde kennen mich im Sommer mit einem nassen kalten Handtuch um den Hals geschlungen, sowie mit meiner Kühlweste und wissen, dass ich DRINGEND Abkühlung brauche. Auch wenn es kein Schub ist, ist dieses Symptom enorm anstrengend und belastend und schwächt mich manchmal trotz Abkühlung noch lange.

Es gibt aber auch hier Ausnahmen: einigen MS-Patienten machen sowohl Hitze, als auch Sauna oder ein heißes Bad überhaupt nichts aus. Sie können diese Dinge genießen wie Gesunde auch.

Ebenso verhält es sich mit der Kälte im Winter: Einige Patienten lieben es, wenn es kühler wird, andere bekommen Spastiken, Versteifungen, können eventuell noch schlechter laufen und fühlen sich einfach unwohl.

DAS sind die 1000 Gesichter der MS!

Interessanter Weise wurde vor der Einführung der Magnetresonanztomographie (MRT) als wichtige diagnostische Säule das Uhthoff-Phänomen dazu herangezogen, eine Multiple Sklerose zu diagnostizieren. Personen mit Verdacht auf MS wurden in eine warme Badewanne gelegt. Kam es zu MS-typischen Symptomen oder verschlimmerten sich bereits bestehende MS-Symptome, ging man von der Diagnose Multiple Sklerose aus („Hot-bath-test").

Da es aber in seltenen Einzelfällen nicht mehr zur Rückbildung der Symptome kam, darf dieser Test heute nicht mehr angewendet werden. Wenn die Beschwerden erstmalig unter den Bedingungen der Körpertemperaturerhöhung beobachtet werden, muss die zugrunde liegende Erkrankung durch bildgebende Verfahren wie MRT-Untersuchungen des Gehirns und des Rückenmarks, Blut- und Liquor-Untersuchungen, sowie neurophysiologische Untersuchungen bestimmt werden.

In vielen Fällen leiden die Betroffenen dabei auch an Schmerzen in den Beinen oder ebenso an Störungen des Temperaturempfindens. Dadurch können eventuell Gefahren nicht mehr richtig eingeschätzt werden. (3)

„Allerdings kann es beim Uhthoff-Syndrom auch zu anderen neurologischen Ausfällen kommen. Diese sind davon anhängig, welche Abschnitte des Nervensystems geschädigt sind. Das Uhthoff-Phänomen äußert sich genauso wie ein echter Schub.

Neben Sehstörungen und Augenschmerzen können auch Missempfindungen (Parästhesien), Schmerzen und Taubheitsgefühle in den Händen oder Beinen auftreten.

Des Weiteren kann es zu Gesichtsschmerzen kommen, wenn der Trigeminusnerv betroffen ist. Auch Muskelkrämpfe und Lähmungserscheinungen werden beobachtet. Hinzu kommen je nach betroffenem Bereich Doppeltsehen, Schwindelanfälle, Sprechstörungen oder Schluckstörungen.

Darm-, Blasen- und Sexualfunktionen können gestört sein. Insgesamt zeichnet sich das Uhthoff-Phänomen auch durch eine zunehmende Müdigkeit (Fatigue) und Erschöpfung bei körperlicher Belastung aus. Kognitive Störungen und psychische Auffälligkeiten sind ebenfalls möglich. In der Regel klingen die Symptome bei diesem Phänomen schnell wieder ab, wenn die Körpertemperatur absinkt." (3)

Bei der Multiplen Sklerose und den anderen demyelinisierenden Erkrankungen wird die Myelinscheide aber durch entzündliche Prozesse angegriffen.

Dabei kommt es zu deren Zerstörung. Durch äußere Einflüsse kann in den freiliegenden Nervenfasern die Leitfähigkeit reduziert werden. So verringert diese sich unter anderem bei der Erwärmung des Körpers. Die Körpertemperatur kann sich durch körperliche Anstrengung, Fieber oder äußere Wärmeeinflüsse erhöhen. So ist das Risiko für das Uhthoff-Phänomen bei heißen Temperaturen im Sommer oder bei Saunabesuchen erhöht. (https://medlexi.de/Uhthoff-Phänomen)

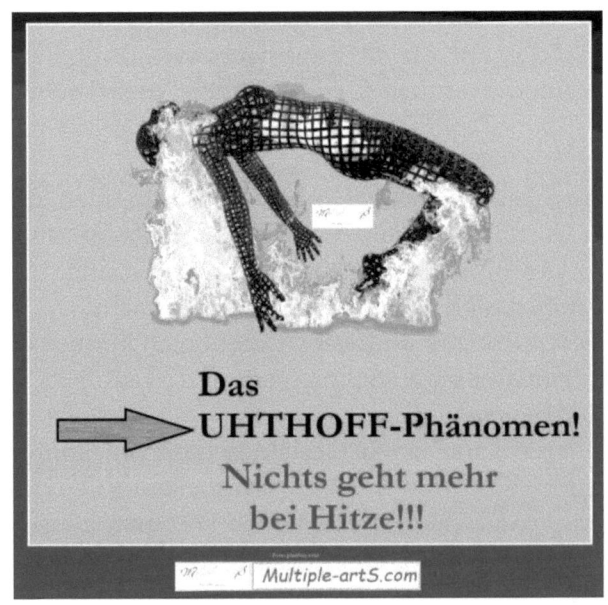

Das UHTHOFF-Phänomen!
Nichts geht mehr bei Hitze!!!

Multiple-artS.com

URSACHE:

Bei einem Anstieg der Körpertemperatur kann generell beobachtet werden, dass die Nervenimpulse verlangsamt sind. Eingeschränkte körperliche Aktivitäten, vermindertes Reaktionsvermögen oder eine herabgesetzte Konzentrationsfähigkeit sind die Folge. MS verursacht eine Schädigung der Markscheide, die die Nerven wie eine Isolationsschicht umgibt. Damit wird die schnelle Weiterleitung der Nervenimpulse beeinträchtigt.

Beim Uhthoff-Phänomen wird vermutet, dass der Einfluss von Hitze diese Vorgänge noch langsamer ablaufen lässt oder auch blockiert. Die MS-Symptome, die der Erkrankungsprozess als solcher hervorgerufen hat, werden dadurch zusätzlich betont.

Vermuteter Grund ist eine verschlechterte Leitfähigkeit demyelinisierter Axone aufgrund einer Temperaturerhöhung. Das Uhthoff-Phänomen betrifft auch andere demyelinisierende Erkrankungen. (4)

Diese wissenschaftliche Erklärung ist einleuchtend und bedeutet vor allem eins: **wir bilden uns dieses Symptom nicht ein!**

Noch eine Erklärung:

„Durch die Temperaturerhöhung verschlechtert sich vermutlich vorübergehend die Leitfähigkeit der demyelinisierten Axone. Es handelt sich bei der reversiblen neurologischen Symptomverschlechterung also um einen „Pseudoschub", da die Symptome durch physikalische Phänomene, nicht durch eine entzündliche Aktivität (MS-Schub)) ausgelöst werden.

Studien an peripheren Nerven zeigen, dass schon eine Erhöhung der Körpertemperatur um 0,5 °C die Reizübertragung in demyelinisierten Nervenfasern verlangsamen oder blockieren kann. Je stärker die Demyelinisierung fortgeschritten ist, desto temperaturempfindlicher werden die Nervenfasern." (3)

Fazit:

Die Ursache für das Auftreten des Uhthoff-Syndroms sind die durch die Multiple Sklerose geschädigten Nerven - bei großer Hitze leidet deren Leitfähigkeit und daraus können sich Verstärkungen und Folgen der Krankheitssymptome entwickeln.

Zum Beispiel:

- Sehstörungen
- Deutliches kaum beschreibbares Unbehagen, da die körpereigenen Mechanismen der Kühlung erst verzögert oder gar nicht einsetzen.
- Sensibilitätsstörungen
- Neurologische Ausfallerscheinungen, die bei MS auftreten können
- Müdigkeit, Abgeschlagenheit, FATIGUE
- Konzentrationsstörungen
- Übelkeit
- Schwindel

✓ Bei den Symptomen des Uhthoff-Phänomens handelt es sich **nicht um neue Schäden des Nervensystems.** Vielmehr führen bereits bestehende Defekte zu neurologischen „Kurzschlüssen" oder Nerven-Fehlleistungen. Auslöser sind ungünstige Umgebungs-Bedingungen.

Wann sollte man zum Arzt gehen?

Beim Uhthoff-Phänomen muss immer eine Behandlung durch einen (Fach-) Arzt durchgeführt werden. Denn je früher die Krankheit dabei erkannt wird, desto besser ist in der Regel auch der weitere Verlauf. Der Betroffene sollte daher schon bei den ersten Symptomen und Anzeichen einen Arzt aufsuchen, damit weitere Komplikationen vermieden werden können. Vor allem ist dann ein Arzt zu kontaktieren, wenn der Betroffene an starken Schmerzen in den Augen leidet.

Dabei können auch Missempfindungen oder Taubheitsgefühle auf die Krankheit hinweisen und sollten ebenfalls von einem Arzt kontrolliert werden. In vielen Fällen können sich die Schmerzen auch über das gesamte Gesicht ausbreiten. Auch Krämpfe in den Muskeln oder eine gestörte Sexualfunktion kann auf das Uhthoff-Phänomen hindeuten. Nicht selten leiden die Betroffenen dabei auch an Schluckbeschwerden oder sogar an Sprechstörungen. (in Anlehnung an (2))

Das Uhthoff–Phänomen verursacht häufig starke motorische Einschränkungen, vergleichbar einem Schub bei Multipler Sklerose. Betroffene benötigen dann oftmals besondere Hilfe im Alltag und die Unterstützung von Familie und Freunden. Häufig sind beim Uhthoff-Phänomen die Augen besonders stark in Mitleidenschaft gezogen. Starke Lichtquellen wie direktes Sonnenlicht oder helle Bildschirme sollten gemieden werden.

Schlafmasken können helfen, die schmerzenden Augen zu schonen und zu entlasten. Ärztliche Ratschläge sollten eingehalten und verordnete Medikamente eingenommen werden, damit sich der „Pseudoschub" in Form des Uhthoff – Phänomens wieder vollständig zurückbilden kann. (2)

Behandlung:

Der Körper kann sich normalerweise selbst abkühlen, indem der Herzschlag erhöht und die Atmung beschleunigt wird, ähnlich dem Hecheln bei einem Hund. Bei diesem Vorgang wird mehr Blut in die oberen Gewebeschichten befördert und die Blutgefäße weiten sich. Die Hautporen öffnen sich, und der Körper kann schwitzen, was ebenfalls kühlt. Das ist aber das „normale" Abkühlen bei Gesunden. Selbst wenn dieser Mechanismus bei MS-Kranken prinzipiell funktioniert, haben wir es aber zusätzlich mit den körperlichen Auswirkungen der oben beschriebenen Ursachen zu tun.

Bei schwül-heißem Wetter ist das Abkühlen deutlich schwieriger: Steigt mit der Temperatur die Luftfeuchtigkeit, hat der Körper Schwierigkeiten zu schwitzen, da die Umgebungsluft schon mit Feuchtigkeit gesättigt ist. Der abkühlende Effekt, wenn der Schweiß verdunstet, wird durch die schon feuchte Luft verhindert. Eine solche Wettersituation – schwüle Hitze – wird daher von den meisten MS-Betroffenen als sehr beschwerlich empfunden. An solchen Tagen sollte man sich, wenn möglich, eher drinnen und vorzugsweise in klimatisierten Räumen aufhalten. Neben kühlenden Fußbädern, Duschen und kühlen Getränken können die richtige Kleidung oder Kühlwesten helfen. Auch kühlende Nacken- und Stirnbänder oder Manschetten, die mit einem speziellen Kühl-Gel gefüllt sind, verschaffen Erleichterung. Allgemein gilt, dass eine gute körperliche Konstitution eine gute Voraussetzung ist, um mit Hitze besser umzugehen. Übergewicht belastet den Körper zusätzlich – ein guter Grund für ein aktives Leben mit MS. (4)

Das beste Mittel gegen das Uhthoff-Phänomen ist es, die **Auslöser** zu meiden: Das heißt, kein heißes Vollbad nehmen, eher kühl duschen, auf die Sauna verzichten. Im Sommer hilft es, kühle Plätze aufzusuchen, nicht zur Mittagszeit Aktivitäten zu planen, im abgedunkelten Raum zu bleiben, sowie einen Ventilator am Arbeitsplatz (und Zuhause) aufzustellen.

Für Betroffene, die Zuhause sind oder sich ihren Tag frei einteilen können, ist dies natürlich einfacher zu gestalten, als für Berufstätige. Von daher sind diese Tipps immer „relativ", aber man kann sie als Anstoß verstehen, um sich eventuell auch seinen Arbeitsplatz etwas angenehmer zu gestalten.

Kühlkleidung kann definitiv Abhilfe schaffen und die eigene Körpertemperatur drosseln. Ich habe mir vor mehreren Jahren eine Kühlweste zugelegt und wenn ich einen Termin habe, der sich bei Hitze nicht umgehen lässt, trage ich sie und muss sagen, dass sie mir wirklich hilft.

Beim Neurologen sind folgende Punkte abzuklären:

Innerhalb der zugrunde liegenden Erkrankung ist allerdings eine Differenzialdiagnose zur Abgrenzung gegen echte Krankheitsschübe notwendig, um die richtigen Behandlungsmaßnahmen ergreifen zu können.

Deshalb ist die Klärung der Frage wichtig, bei welchen Anlässen die Beschwerden auftreten.

Auch die „klassischen" Kühlmittel sind miteinzubeziehen: ein großer Eisbecher kühlt tatsächlich von innen (zumindest für eine gewisse Zeit), genauso wie Eistee, Eiskaffee, Säfte und gekühlte Früchte. Wer einen Garten hat, kann sich unter die Gartendusche stellen oder sich mit dem Gartenschlauch abspritzen Auch eine mit kaltem Wasser gefüllte Schüssel oder Wanne, in die man seine Füße stellen kann, lindert umgehend und kann helfen, die Körpertemperatur wieder herunterzufahren.

Planung ist hier, wie auch bei der Fatigue, sehr sehr wichtig: Sich abends, wenn es abgekühlt hat, schon die Hilfsmittel für den kommenden Tag bereitzulegen, oder auch über Nacht zu kühlen, kann den Start in den kommenden heißen Tag erleichtern.

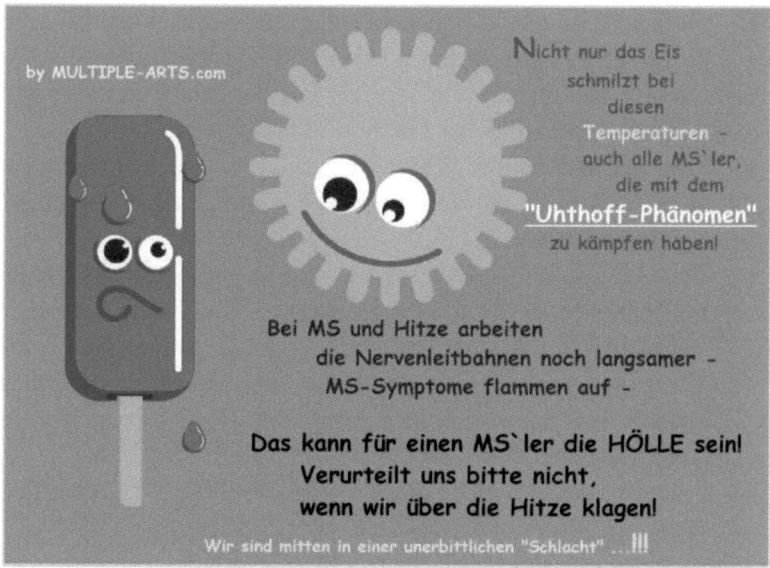

Tipps im Alltag (amsel.de)

- Trinken Sie so viel wie möglich! Das körpereigene Kühlsystem (Schwitzen) sollte so effektiv wie möglich funktionieren. Aber dadurch geht viel Körperflüssigkeit verloren. Diese muss unbedingt ersetzt werden, um einer Austrocknung vorzubeugen - Wasser sollte das Getränk der Wahl sein; gut sind auch Saftschorlen oder Kräuter- und Früchtetees.
- Die Getränke sollten kühl sein.
- Vermeiden Sie Kaffee, da er die Ausscheidung von Flüssigkeit fördert und den Genuss von Alkohol.
- Die Kleidung sollte leicht und durchlässig sein (Baumwolle), um eine optimale Transpiration zu sichern.
- Setzen Sie sich so wenig wie möglich der Wärme aus!
- Wenn möglich in schattigen, eventuell klimatisierten Räumen bleiben. Ventilatoren und transportable Klimageräte können hilfreich sein.
- Bei nicht vermeidbarem Aufenthalt in der Sonne unbedingt eine Kopfbedeckung tragen.
- Unterlassen Sie übermäßige Anstrengungen!
- Lassen Sie die Rollläden bei starker Sonne herunter!
- Kühlen Sie sich regelmäßig ab!
- Nehmen Sie ein kühles Bad oder eine kühle Dusche.
- Kühlen Sie Stirn und Nacken mit Eiswürfeln.
- Lassen Sie ab und zu kaltes Wasser über die Arme laufen. Auch kühle Fußbäder können hilfreich sein.
- Der Handel bietet Wassersprays an – Sie können sich diese aber auch ganz einfach aus einer leeren, sauberen Sprayflasche selbst herstellen.
- Bei einer verstärkten Spastik können kühle Umschläge (z. B. Kühlelemente, die in ein Handtuch eingewickelt sind) helfen. Vorsicht ist jedoch geboten, vor allem wenn gleichzeitig das Temperaturempfinden der Haut eingeschränkt ist: Diese Umschläge sollten immer nur kurz, das heißt einige Minuten angewendet und lieber später noch einmal wiederholt werden.
- Unterstützend wirken auch die angebotenen Kühlelemente wie Westen, Stirn- und Nackenbänder.

- praktisch ist auch ein tragbarer Mini–Ventilator (batteriebetrieben), der in die Handtasche oder den Rucksack passt
- Vermeiden Sie längere Aufenthalte in der Sonne und lange Autofahrten
- planen Sie Ihren Tagesablauf so, dass erforderliche Arbeiten in den kühleren Stunden des Tages stattfinden können.

Links:

(1) https://de.wikipedia.org/wiki/Uhthoff-Phänomen)

(2) https://flexikon.doccheck.com/de/Uhthoff-Phänomen

(3) https://medlexi.de/Uhthoff-Phänomen

(4) https://amsel.de

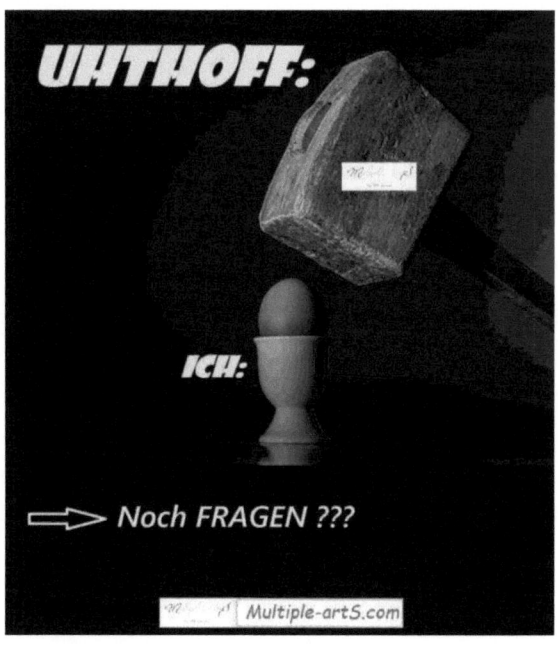

Anmerkung zu Covid- 19 und dem Tragen eines Mund-Nasen-Schutzes

Stand heute (14.06.2020) gilt unter bestimmten Voraussetzungen noch die teilweise Maskenpflicht auf Grund der Corona-Pandemie.

Das Tragen eines Mund-Nasen-Schutzes kann - besonders bei hohen Innen- und/oder Außentemperaturen - eine leichte Uhthoff-Symptomatik mit sich bringen.

Ich habe das selbst schon erlebt, denn das Tragen solch einer notwendigen Maske kann den Körper erhitzen und somit das Uhthoff-Phänomen auslösen. Es ist wichtig, das zu wissen, damit man nicht panisch reagiert, wenn unangenehme Symptome aufkommen. Auch hier ist Kühlung/Abkühlung (zum Beispiel auch die Handgelenke unter kaltes Wasser halten) sinnvoll.

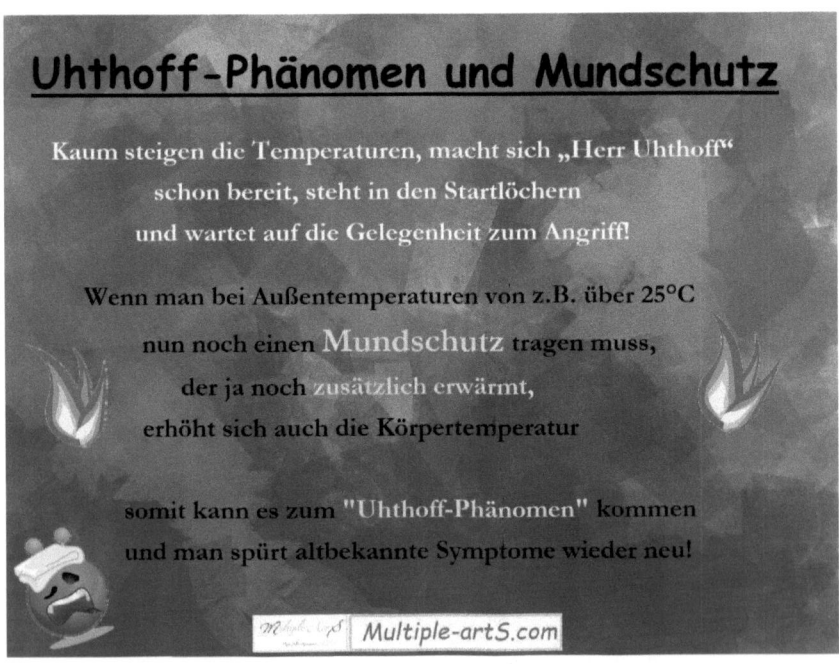

128

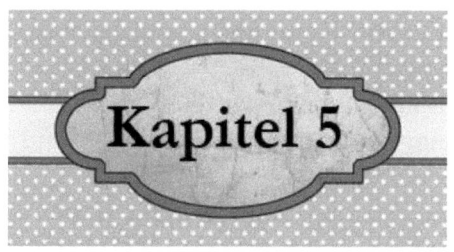

Kapitel 5

Geschichten und Texte rund um das Uhthoff-Phänomen:

*Rien ne vas plus / Nichts geht mehr (Uhthoff)

Glücksspiel zum Zweiten und das Ganze aufs Neue mit Herrn Uhthoff!

Wer Fatigue kennt und Herrn Uhthoff als ungebetenen und vor allem unliebsamen Gast hinzubekommt – der braucht keine Worte, um diesen unwillkommenen Besucher zu beschreiben. Er fühlt es nämlich.

Ungebetene Gäste kommen ja meist überfallartig, sie fragen vorher nicht höflich an und vor allem gehen sie nicht, wenn wir es möchten, sondern sie nisten sich ein. Herr Uhthoff gehört genau zu dieser Sorte unangenehmer Gast: ungefragt, polternd, lärmend und aufdringlich ist er und egozentrisch noch dazu, da er so überhaupt keine Rücksicht auf uns als „Gastgeber" nimmt.

Ich mag ihn deshalb wirklich nicht und wie oft habe ich ihm schon die Tür vor der Nase zugeschlagen, habe ihn ausgesperrt und auf Reisen bewusst nicht mitgenommen! Aber dieser Herr ist unerbittlich, drängt sich auf, mischt sich überall ein und schleicht sich auch mit auf die Reise.

Herr Uhthoff besucht mich sehr regelmäßig bei Hitze. Er ist penetrant; er kommt ungefragt, ungewollt und teilweise mit einer Schlagartigkeit, so dass ich mich tatsächlich wie erschlagen fühle.

Er kommt hereingeplatzt, nimmt Besitz von meinem Körper und somit auch von meiner Seele, die das alles einfach manchmal nicht mehr aushalten kann. Denn Herr Uhthoff bringt mir alle Merkmale, die ich von meiner MS kenne mit , sowie gerne aber auch einmal ein paar neue MS-Symptome!

Er dringt in mein Innerstes ein und kehrt die MS mit Wucht nach außen und sprengt somit meine so mühsam und hart erkämpfte MS-Schale!

Das Schlimme ist, dass ich während seines penetranten Besuchs keine Kraft habe ihn hinauszuwerfen. Ich versuche es, rede Klartext mit ihm, aber meine Energie ist der seinen lange nicht gewachsen. Er lacht mich aus und schlägt gerade noch einmal zu. So bleibt mir wirklich nichts weiter übrig, als zu hoffen, dass er von alleine geht. Selten kann ich ihn etwas verjagen: wenn ich für Kühlung sorge und mich mit kalten nassen Handtüchern einpacke. DAS mag er nicht. Aber es ist nur ein schwacher Trost, denn selbst bei maximalster Kühlung zu der ich fähig bin, möchte er trotzdem manchmal stur bleiben. Ein sehr ungebetener Gast eben!

*Uhthoff und Fatigue und die Seele: Klagen erlaubt!

Klagen – wenn man das Wort recherchiert, trifft man auf Aussagen wie Weinen, Jammern, Misere, Not und Sorgen, Traurigkeit oder schmerzliches Verlangen.

Die Gründe, warum sich jemand unglücklich fühlt, können sehr unterschiedlich sein und sind oft subjektiv. Auch die Äußerungsformen des Unglücklichseins unterscheiden sich stark.

Aber das sind nur allgemeine Erklärungen eines subjektiven Zustands. Ganz sicher sind diese gekennzeichnet durch ein Gefühl der Sorge, beziehungsweise Niedergeschlagenheit und können sich in Angst, Hoffnungslosigkeit, Melancholie und Schwermut äußern.

Gegenwörter dazu sind Fröhlichkeit, Heiterkeit – und das sagt ebenfalls eine Menge über einen Zustand aus. Denn diese beiden Wörter, diese beiden glücklichen Zustände, fehlen im Moment des überfallartigen Fatigue-Syndroms und des Uhthoff-Phänomens vollständig!

So viel zur Theorie.

Fakt ist, dass wenn ein chronisch Kranker von dem Fatigue-Syndrom oder dem Uhthoff-Phänomen überfallen wird, manchmal auch von **beiden gleichzeitig**, dass dann den Betroffenen die Theorie schon längst nicht mehr interessiert.

Auf die körperlichen Störungen auf Grund der beiden Phänomene und auch eigenständigen Krankheiten, wurde hier ja schon eingegangen.

Aber wir haben ja auch noch eine *Seele* und diese wird ja ebenfalls GLEICHZEITIG mit überfallen. Und um diese geht es in diesem Text.

Der Körper muss es über sich ergehen lassen und abwarten, bis diese Überfälle vorbei sind. Man kann sich manchmal helfen, aber verschwinden wird diese Symptomatik dadurch nie ganz, sondern man muss meist mehrere harte Stunden oder gar Tage mit ihnen aushalten.

Die **Seele** leidet durch diese durch körperliche Beeinträchtigungen entstandene Trauer (Trauer = durch ein betrübendes Ereignis verursachte Gemütsstimmung). Dies beschreibt nur ansatzweise den Verlust der körperlichen, geistigen und seelischen Leistungskraft in einem solchen Moment und kommt nicht nur annähernd an das beängstigende Gefühl von Leid und Schmerz heran, das es für den Betroffenen bedeutet.

Diese beiden Syndrome bilden somit auch einen emotionalen Zustand. Sie sind ein Gefühl der Niedergeschlagenheit, eines Mangels an Lebensfreude (kurzzeitig oder länger andauernd) oder eines seelischen Rückzugs und sogar einer starken Kränkung. Sie bedingen einen Prozess der Bewältigung von Krankheit und dem VERLUST der Lebensqualität. Man kann diesen Ausnahmezustand als Gefühl von Betäubung, Bewusstseinseinengung, Wahrnehmungsstörung und gar Desorientiertheit beschreiben. Außerdem kommen dissoziative Symptome vor; also das Gefühl, nicht mehr man selbst zu sein oder alles wie durch einen Filter oder eine Kamera zu erleben.

Oft sind für Außenstehende, die ja ebenfalls ohnmächtig diesem Zustand gegenüberstehen, die starken emotionalen Schwankungen des Menschen, der gerade diese akute Belastung erlebt, am Eindrucksvollsten erlebbar. Denn meistens sieht man ja dem Betroffenen selbst im schlimmsten Moment des „Anfalls" seine momentane Verfassung und Beeinträchtigung nicht an.

Und diese ausgeprägte Trauer des Betroffenen kann sich innerhalb kurzer Zeit mit Wut oder Aggression oder scheinbarer Teilnahmslosigkeit abwechseln. Begleitet werden können die oben genannten Zeichen von einer vegetativen Reaktion, zum Beispiel von allgemeinen Stressreaktionen wie Schwitzen, Herzrasen oder Übelkeit.

Fatigue und Uhthoff-Phänomen sind charakterisiert durch eine lähmende geistige und körperliche Erschöpfung, beziehungsweise Erschöpfbarkeit, sowie durch eine spezifische Kombination weiterer Symptome. Dazu gehören neben der chronischen Erschöpfung unter anderem Kopfschmerzen, Halsschmerzen, Gelenk- und Muskelschmerzen und Konzentrations- und Gedächtnisstörungen.

Unter Umständen kann sich der Betroffene tagelang nicht von diesem Zustand erholen und leidet sowohl körperlich als auch psychisch unter seiner Behinderung, die in diesen Fällen so offensichtlich wird.

Fatigue und Uhthoff-Phänomen sind also längst nicht „nur" ein schlimmer und grausamer körperlicher Zustand, sondern sie befallen ebenfalls ungefragt unsere Seele, hinterlassen tiefe Wunden, eine sehr große Verwundbarkeit und Angst vor dem nächsten „Anfall" und dem außer Kraft-Setzen der eigenen Autonomie.

Man sieht sie schon vor sich, diese Ohnmacht und Hilflosigkeit, man kennt sie und man weiß, dank vieler wissenschaftlicher Untersuchungen und Studien, dass es KEINE Einbildung ist, was man fühlt, sondern ein leider sehr verschlungener Umstand - eine Begleiterscheinung einer Krankheit wie Multiple Sklerose.

Und obwohl man es weiß, trifft einen jede neue „Attacke" wieder mit Wucht und Macht, schleudert die ohnehin gebeutelte MS-Seele wie in einer Waschmaschine im Schleudergang in alle Richtungen. Ist es da ein Wunder, dass man die Orientierung verliert? Dass man jammern mag? Jammern, weil es ein wirklich fürchterlicher allumgreifender, vernichtender und sehr zermürbender Zustand IST! Für Betroffene, wie für mitfühlende Angehörige, denn auch sie können wenig tun in diesen Momenten.

Was aber JEDER tun KANN, ist uns zu glauben und diesen Zustand als das anzunehmen, was er ist: ernst, tragisch, zerstörerisch und sehr behindernd.

Und er ist jedes Mal aufs Neue und für unser Seelchen ein Schlag ins Gesicht; mit der Faust, mit Wucht. Und doch stehen wir wieder auf und hoffen und kämpfen weiter. Hallo MS!

*Unser Leben mit Multipler Sklerose verlangt von uns, dass wir immer einen Plan haben müssen.

Einen Plan-B, falls uns die MS einen Strich durch die Rechnung macht und einen Plan-E für unseren Energie-Haushalt. Das sogenannte Energie-Management.

Dies gilt insbesondere bei der Vorbereitung auf die unterschiedlichen Jahreszeiten.

Wenn wir einen langen, dunklen, rauen Winter durchlebt haben, können wir uns getrost einmal stolz auf die Schulter klopfen, denn ihn geschafft zu haben, ist schon mal etwas Besonderes. ;) Vielen Betroffenen schießt die Kälte in die Glieder, sie bekommen Versteifungen und Spastiken und Schmerzen.

Und wenn diese Phase vorbei ist, ist es auch schon wieder Zeit, an den Sommer denken!

Sommer bedeutet HITZE. Zum Teil unerträgliche Hitze und für viele MS-Betroffene kommt hier das Uhthoff-Phänomen zum Tragen.

Um nicht nur zu ÜBERLEBEN, sondern den Sommer auch einigermaßen genießen zu können, muss man also gut planen und organisieren.

Von alleine geht diese Hitze natürlich nicht weg, aber es gibt Möglichkeiten, mit denen wir die Auswirkungen auf unseren Körper steuern können. Extreme Temperaturen können unsere MS samt ihren Symptomen zu einer Tortur werden lassen.

Wenn also die große Hitze kommt, ist es wichtig, dass man nach Hitze-Warnzeichen sucht. Und man sollte daran denken, dass Wärme und Hitze auch auf Autositze und Stühle, auf den Kopf und in die Zimmer hineinstrahlen.

Manche MS`ler haben im Winter mit der Kälte zu kämpfen, während andere, mich eingeschlossen, im Sommer ungebetenen Besuch von „Herrn Uhthoff" bekommen und darunter leiden.

Auch wenn Uhthoffs Auswirkungen bei jedem unterschiedlich sein können, sind aber Verlust der Energie, sowie Reizbarkeit, Kopfschmerzen, Übelkeit und Appetitmangel, oder aber auch Heißhunger-Attacken, nur einige der Warnzeichen, die eigentlich jeder kennt, der mit diesem Phänomen zu kämpfen hat.

Leere im Kopf, Konzentrationsmangel, Vergesslichkeit und Erinnerungslücken, Kraftlosigkeit, Sprachschwierigkeiten, Sehstörungen bis hin zum völligen Unwohlsein sind ein paar weitere Merkmale.

Weiterhin gibt es zur Leere im Kopf noch den „Nebel" im Kopf, Schwindel und übermäßiges Schwitzen (oder das Gegenteil: einen völligen Mangel davon, eine Art Frieren bei Hitze, oder ein unkalkulierbares Hitze-Kälte-Empfinden). Manche MS'ler bekommen ein heißes trockenes Gesicht, teilweise auch mit (beißenden) Schmerzen verbunden. Dann heißt es nur noch: sofort ab ins Kühle! Denn uns selbst in einer klebrigen verschwitzten Situation wieder zu finden, völlig geschwächt und nervlich am Ende, ist wohl das Letzte, was wir gebrauchen können.

Es hilft, etwas Kühles zu trinken, das Essen ebenfalls den Bedürfnissen anzupassen und sich kalte nasse/feuchte Handtücher um den Nacken zu legen, oder Kühlwesten und - Manschetten zu tragen.

Da es sehr wichtig ist, die Körpertemperatur abzukühlen, hilft für angekündigte heiße Tage eine gut geplante Vorbereitung: Flüssigkeiten kaltstellen, Handtücher parat legen, eventuell einen Standventilator ins Zimmer stellen. Man kann sich seine Essensration auch schon abends für den kommenden Tag vorbereiten und in den Kühlschrank stellen, denn manchmal ist einem betroffenen MS`ler selbst das Zubereiten von Speisen während großer Hitze unmöglich.

Es ist wichtig
regelmäßig zu essen und zu trinken, da der Kreislauf sonst völlig versagen kann.

Einkaufen und anstrengende Erledigungen sollte man ebenfalls auf den Abend oder auf frühe kühlere Morgenstunden verlegen, denn allein das Schieben eines Einkaufswagens kann uns überfordern. Ganz zu schweigen von der Reizüberflutung in einem Laden. Bei großer Hitze können MS'ler oft auch nicht klar denken oder gar Entscheidungen fällen.

Sich in solchen Zeiten **Hilfe** zu holen, sei es von Nachbarn oder Freunden, ist keine Schwäche, sondern eine wichtige Vorsorgemaßnahme. Allerdings ist weder dieser Schritt einfach, noch das Verstehen mancher Außenstehende!

Seinen Tagesablauf zu organisieren, kann ebenfalls hilfreich sein: Das Wichtigste, was es am Tag zu erledigen gibt, sollte man zu Zeiten tun, die diese Beschäftigungen noch zulassen. Morgens früh, wenn es noch einigermaßen kühl ist, lässt sich Manches einfacher bewältigen, als um die Mittagszeit in der womöglich prallen Sonne. Und es hilft auch psychisch, wenn man morgens schon den schwierigsten Part erledigt hat und weiß, dass nun nichts Wichtiges mehr ansteht.

Und in dieser Zeit darf man sich auch getrost mal vom „Putzen" verabschieden. Es ist nicht schlimm, wenn man mal ein bis zwei Tage lang gar nichts hinbekommt. Ein normaler Haushalt kann das gut ertragen. ;) Man muss sich ein etwas dickeres Fell zulegen.... Und das schlechte Gewissen verdrängen!

Die richtige Kleidung ist ebenfalls wichtig: wenn man sowieso zu Überhitzung neigt, oder auch zu Sonnenbrand, dann ist es auch ohne MS unerlässlich, sich entsprechen zu schützen und zu kleiden. Mit MS bekommt man meist noch schneller einen Sonnenstich. Warme Strick-Klamotten sind dann genauso tabu, wie andere wärmende Kleidungsstücke!

Die Kühlwesten sind heutzutage so schick, dass sie gar nicht als solche auffallen, wenn man sie trägt. Mir schafft sie enorme Linderung. Und auch auswärts, wenn ich einen wichtigen Termin habe, nehme ich ein kleines feuchtes kühles Handtuch mit. Es muss mir einigermaßen gut gehen, sonst geht gleich gar nichts mehr.

Ich muss lernen, dieses Uhthoff-Handicap ebenso zu akzeptieren, wie viele andere unzählige nicht sichtbaren und sichtbaren Beeinträchtigungen auch. Ein Mensch, der nicht laufen kann, benutzt einen Rollstuhl. Ein Mensch, der Hitze überhaupt nicht vertragen kann, muss sich Kühlung als Hilfsmittel verschaffen.

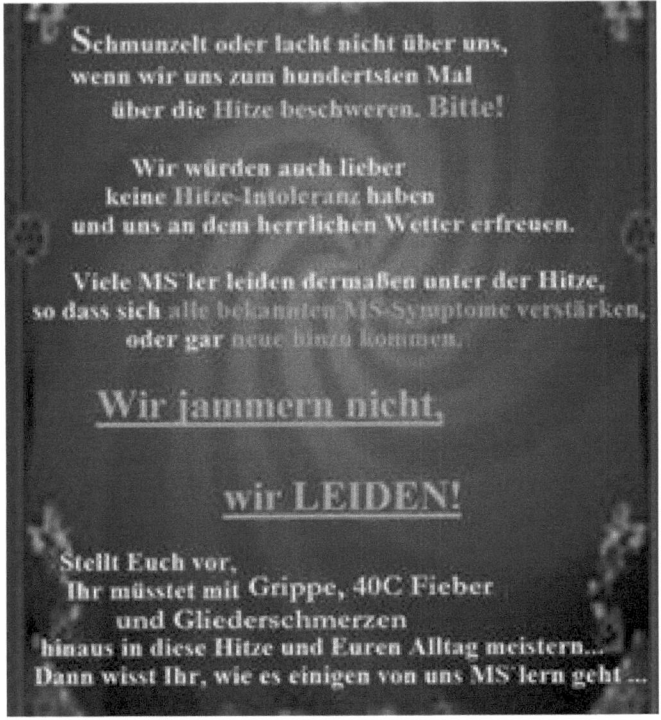

Schmunzelt oder lacht nicht über uns,
wenn wir uns zum hundertsten Mal
über die Hitze beschweren. Bitte!

Wir würden auch lieber
keine Hitze-Intoleranz haben
und uns an dem herrlichen Wetter erfreuen.

Viele MS'ler leiden dermaßen unter der Hitze,
so dass sich alle bekannten MS-Symptome verstärken,
oder gar neue hinzu kommen.

Wir jammern nicht,

wir LEIDEN!

Stellt Euch vor,
Ihr müsstet mit Grippe, 40C Fieber
und Gliederschmerzen
hinaus in diese Hitze und Euren Alltag meistern...
Dann wisst Ihr, wie es einigen von uns MS'lern geht ...

Bei Berufstätigen ist wirklich alles etwas Schwieriger. Hier gilt natürlich im Prinzip die gleiche Organisation, wenn sie durchführbar ist, aber auch, das Gespräch mit Vorgesetzten und Kollegen zu suchen. Kollegen, die begreifend, wie sehr uns das Uhthoff-Phänomen zu schaffen macht, werden verständnisvoller reagieren, als wenn man nicht mit ihnen über dieses große Handicap spricht. Ein Ventilator am Arbeitsplatz kann schon „die halbe Miete" sein und Linderung verschaffen. Man muss hier meist wirklich schwere und aufwendige Aufklärungsarbeit betreiben, aber dies ist es allemal wert, um nicht umzukippen oder so heftige Pseudo-Symptome zu bekommen, dass man tatsächlich „nicht mehr kann" und arbeitsunfähig ist oder wird. Noch dazu riskiert man bei Überforderung auch immer einen echten MS-Schub und das wäre ja wirklich mehr als unschön. Gebt Euren Kollegen und Vorgesetzten Texte wie diese in die Hand – es hilft, ich habe selbst diese Erfahrung gemacht, als ich noch in einer Kita arbeitete. Erst wenn sie begreifen, wirklich verstehen, dann können sie uns auch unterstützen!

*MS und Fieber/ Erkältung

Ein grippaler Infekt ist niemals schön. Er beeinträchtigt jeden, der sich mit ihm herumschlagen muss und man fühlt sich häufig einfach nur elend.

Ein ansonsten Gesunder steckt eine Erkältung aber gut weg: Ruhe und Medikamente und wie der alte Volksmund sagt: „Ein Schnupfen kommt sieben Tage und geht sieben Tage", kann man sich auch im Normalfall drauf verlassen.

Menschen aber, die unter einer chronischen Erkrankung wie MS leiden, stecken eine Erkältung unter Umständen nicht so gut weg und vor allem lauern ernstzunehmende Gefahren. Das Immunsystem ist bei MS sowieso irritiert und greift sich selbst an. Wie also soll es „vernünftig" mit einem Infekt umgehen können? Im besten Fall schafft es das Immunsystem irgendwie, im schlechtesten Fall kann sich aus einer an sich harmlosen Erkältung ein heftiger Schub entwickeln, der zu einer drastischen Verschlimmerung der MS führen kann und somit großen Einfluss auf die bestehenden Beeinträchtigungen hat. Genauso können sich auch neue Handicaps entwickeln.

Des Weiteren gibt es bei Fieber oder Erkältungen noch das uns bekannte Uhthoff-Phänomen: bei Wärme (wie Fieber und erhöhter Temperatur) können sich alle MS-Symptome verschlechtern. Wenn zusätzlich zu einer Erkältung noch Herr Uhthoff im Gepäck ist, wieder einmal als ungebetener Gast, kann ein solcher Infekt zu einem Dilemma werden, da wir uns auch mit diesem Gast noch „herumschlagen" müssen. Zusätzlich wohl gemerkt.

Wenn man diese Zeilen liest, wird einem schnell klar, **dass eine harmlose Erkältung für MS'ler eine echte Bedrohung darstellen kann.**

Ich kenne viele MS`ler, die direkt nach dem Abklingen der Erkältungs-Symptome einen heftigen Schub bekamen. Kein Wunder also, wenn sich diese MS`ler vor einer Erkältung fürchten und es ist kein MS`ler ein Hypochonder, wenn er versucht, einem grippalen Infekt aus dem Weg zu gehen: Es ist eine **Notwendigkeit!**

Auch die Verschlechterungen der MS-Symptome während eines solchen Infektes sind schrecklich. Denn zu dem Infekt an sich, unter dem auch manch Gesunder sehr leidet, haben wir MS`ler dann noch eine sehr präsente MS!

Der Gang zur Toilette kann zum Marathon werden, da die Beine unendlich schwer sind, wie mit Blei behangen. Das Umdrehen im Bett kann ein Kraftakt werden, weil wir doppelte Schmerzen haben: die Gliederschmerzen des Infektes und die MS-Schmerzen.

Kraftlosigkeit ist sowieso eines der Symptome, mit dem viele MS`ler zu kämpfen haben. Kraft und Infekt schließen sich ebenfalls aus. Wenn sich also ein MS`ler sein MS-Leben lang sowieso schon fühlt, als habe er eine schwere Grippe, weil er so völlig erschöpft und kraftlos ist, wie fühlt er sich dann, wenn er tatsächlich noch dazu einen Infekt hat?! Er fühlt sich unter Umständen schlicht und ergreifend furchtbar, erschlagen, hilflos und KRANK. **Doppelt krank!** Ausgeliefert und kaum fähig, sich adäquat um sich selbst zu sorgen.

„Bei der MS ist es nicht ungewöhnlich, dass sich die Symptome während einer Grippe-Infektion verschlimmern können. Die Ursache ist auf einen Leistungsabbau der Nervenfasern bei erhöhter Körpertemperatur, das heißt, bei Fieber zurückzuführen. Typische MS-Symptome wie Spastik, schlechteres Sehen, Schmerzen oder auch Fatigue (anfallsartige Müdigkeit) können bei einer Grippe oder einem Infekt so stark auftreten, dass die Betroffenen häufig zunächst an einen Schub denken. Fiebermessen und eine Untersuchung beim behandelnden Arzt kann Klarheit verschaffen. Auf jeden Fall sollte eine Grippe oder ein grippaler Infekt behandelt werden." (www.amsel.de)

Husten wird zum Kraftakt und selbst eine „nur" verstopfte Nase entkräftet uns.

Deshalb ist es so wichtig, sich während eines Infektes wirklich zu schonen, zur Ruhe zu kommen und, falls man noch berufstätig ist, sich auch eine Auszeit zu gönnen. Mit MS ist ein grippaler Infekt schon längst keine Kleinigkeit mehr, sondern eine Bedrohung.

Glücklicher Weise reagiert nicht jeder MS`ler so heftig auf einen Infekt, aber selbst, wenn es bis jetzt nicht so war, kann es ab heute wieder anders sein.

Und an alle Angehörigen geht meine innige BITTE: bitte nehmt es ernst, wenn es uns während eines Infektes so elend geht. Wir leben mit einer Doppelbelastung und ein Infekt kann bei MS wirklich verheerende Folgen haben.

Danke!

*JAMMERN –
„Herr Uhthoff" lässt mir keine andere Chance

Jammern und Klagen – diese zwei Dinge möchte keiner so gerne hören und auch nicht dessen bezichtigt werden.

Ich bemühe mich. Wirklich! Ich jammere selten, weil es ja auch nichts nutzt…

Aber wenn dieser ungebetene Gast Uhthoff Einzug hält, dann jammere ich. Wobei, wenn er mich überfällt, kann ich noch nicht einmal jammern. Ich kann nur wimmern.

Es ist ein grausamer Zustand. Es ist nicht einfach nur die Hitze, die es uns ungemütlich macht. Nein, es ist ein Ausnahmezustand.

Ein Zustand der Lähmung, innen und außen. Meine Beine sind dann bleischwer, wollen nicht mehr vorwärts gehen, wollen nicht stehen und sind selbst im Liegen ein schmerzender Ballast. Meine Arme sind ebenfalls bleischwer und deren Koordination scheint Urlaub zu machen – NICHTS geht mehr.

Ein Glas Wasser halten? Fast unmöglich und dabei wäre Trinken jetzt so gut. Die wenigen Schritte bis zum Bett oder der Couch schaffen? Ebenfalls fast nicht machbar – ein unerreichbares Ziel. Am besten lasse ich mich zu meinem Hund auf den Fußboden sinken. Denn DENKEN ist in diesem Zustand auch nicht möglich.

Und Kraft: welche Kraft, welche Energie – wo sind sie nur?

Was ist dies doch für ein wirklich grauenvoller Zustand!

Es ist ein Zustand der Ohnmacht, der absoluten Hilflosigkeit, des Ausgeliefertseins. Ich hasse es, wenn ich mir nicht selbst helfen kann und dieser Zustand hält mir genau das vor Augen. Ich kann nichts tun in so einem Moment... Mit viel Glück meine Kühlweste noch überziehen, mich mit kühlen feuchten Handtüchern bedecken – wenn ich mir all das schon in weiser Voraussicht hingelegt habe.

Was macht so ein Zustand mit unserer Seele? Was sie mit unserem Körper macht, spüren wir direkt und körperlich.

Seelisch wirft Uhthoff mich um, entmündigt mich und lässt mich zu einem Häufchen Elend mutieren. DAS hinterlässt Spuren. Keine sichtbaren, aber sehr tiefgreifende Narben. Dies sind Momente, in denen ich meine MS verabscheue und diese Augenblicke machen mir Angst. Ich möchte nicht in diesem elenden erniedrigten Zustand der absoluten Machtlosigkeit sein. Ich möchte autark sein.

Und ich möchte all denen, die MS „nicht so schlimm" finden, weil es doch viel Schlimmeres gibt, einmal diesen Uhthoff „um die Ohren hauen". EIN Mal! Auch wenn es tatsächlich Schlimmeres gibt und ich wirklich auch immer wieder dankbar bin, möchte ich trotzdem einfach nur den Sommer wie jeder andere gesunde Mensch genießen können. Ein bisschen über die Hitze im Allgemeinen jammern, aber trotzdem leistungsfähig sein und kein vegetierendes Häufchen Uhthoff-Elend.

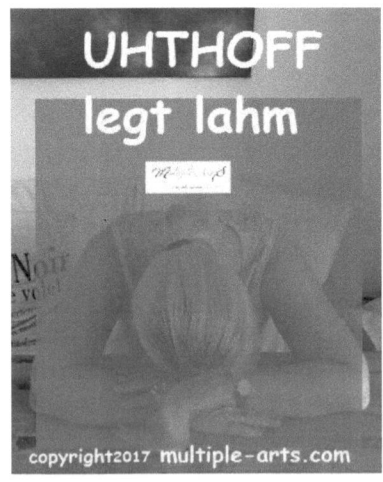

*Hölle – es brennt lichterloh und zwei fiese Gesellen feiern ein Fest ☹
UHTIGUE ;)

Kennt Ihr das, wenn Euch PLÖTZLICH die Luft zum Atmen wegbleibt, wenn Euch etwas körperlich erdrückt (unsichtbar), Euch zuschnürt und körperlich schmerzt? Wenn man umgehauen wird und nicht mehr aufstehen kann…? Wenn diese Wucht so heftig ist, dass man einem Schleudergang gleich aus den Fugen gerät? Wenn die Haut brennt wie Feuer und nichts, aber auch gar nichts zu helfen vermag? Wenn der Kreislauf versagt und all dies uns so viel Kraft raubt, dass nur ein sofortiges HINLEGEN hilft… und das auch nur einigermaßen…?

Das kann bei HITZE das sogenannte Uhthoff-Phänomen sein.

Von einem auf den anderen Moment kann das passieren – und es geht gerne mit Übelkeit und Schwindel einher, mit Schwäche in den Beinen, Sehstörungen und einem Gefühl der drohenden Ohnmacht. Das Gleichgewicht setzt aus - es weiß schon längst nicht mehr, wo oben oder unten, rechts oder links ist, denn es wurde ausgehebelt: von Uhthoff.

Diese grenzenlose Erschöpfung, die sich **augenblicklich und DIREKT** dazu gesellt – sie ist mindestens genauso heftig und niederschmetternd…. **NICHTS GEHT MEHR!**

Uhthoff und Fatigue sind da: UHTIGUE! ;)

Fassungslos müssen wir selbst mit anschauen, was da gerade passiert: wir beobachten uns, wie wenn wir einen Film mit fremden Protagonisten schauen würden, denn wir stehen komplett neben uns. Wir stehen ja nicht einmal mehr, wir liegen und manchmal vegetieren wir auch nur noch.

Ohnmächtig müssen wir ertragen, dass wir dann nicht mehr klar denken können. ☹

Eine Followerin schrieb: „Mein Hirn löscht sich gerade!". Ohnmächtig und hilflos…

Uhthoff ist KEINE Einbildung. Uhthoff ist ein wissenschaftlich erwiesenes Phänomen, das bei neurologischen Erkrankungen wie MS bei Wärmeeinwirkung verschiedenster Art auftreten kann. Die Nervenleitbahnen funktionieren nur noch langsam und/oder eingeschränkt.... Es scheint so, als ob Befehle des Gehirns in keinster Weise mehr dort ankommen, wofür sie gedacht waren. Es scheint, als ob der Körper ein Eigenleben führt. Hilflos, machtlos – ohnmächtig.

Selbst Kühlen hilft bei Temperaturen über 30 Grad (zum Teil momentan ja sogar 35 Grad) kaum noch....

Ein unwürdiger Zustand, denn an einem UHTIGUE-Geplagten läuft das Leben einfach so vorbei. Man hat noch nicht einmal die Kraft es festzuhalten.... Wieder sieht man es wie durch einen Schleier – als fremden und sehr befremdlichen Film.

„Lebendig begraben" sagte einmal eine Followerin – und ja, manchmal fühlt es sich so an. ☹

DAS alles begreiflich zu machen, ist schier unmöglich! Wir können nur an unsere Angehörigen und Kollegen appellieren, uns zu GLAUBEN, wenn uns Uhthoff überfällt und uns eine Auszeit zu ermöglichen – denn es geht wirklich NICHTS mehr in solch einem Moment!

©2017 Heike Führ/multiple-arts.com

Und ein bisschen Humor:

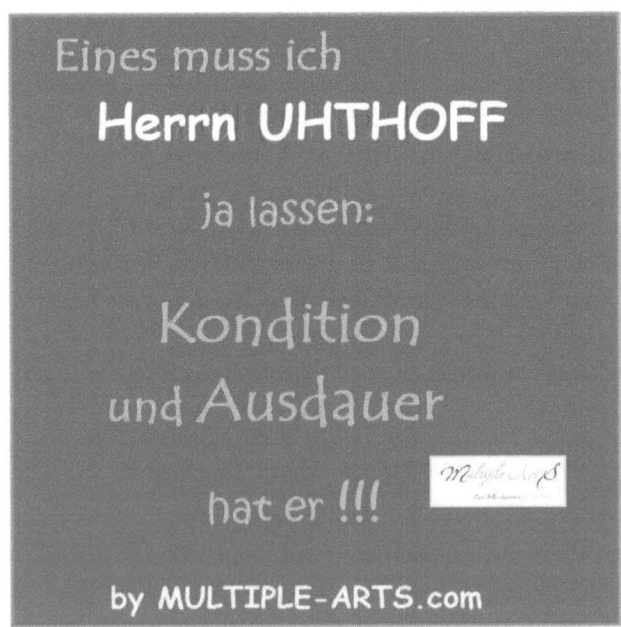

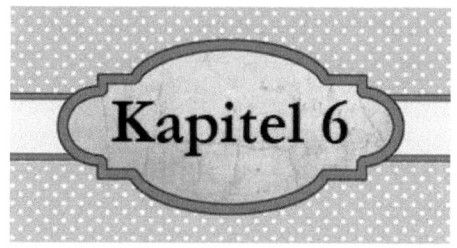

Der äußere SCHEIN

Wir sehen immer nur, was wir wollen,
wir wollen immer nur sehen, was wir kennen.
-Anke Maggauer-Kirsche-

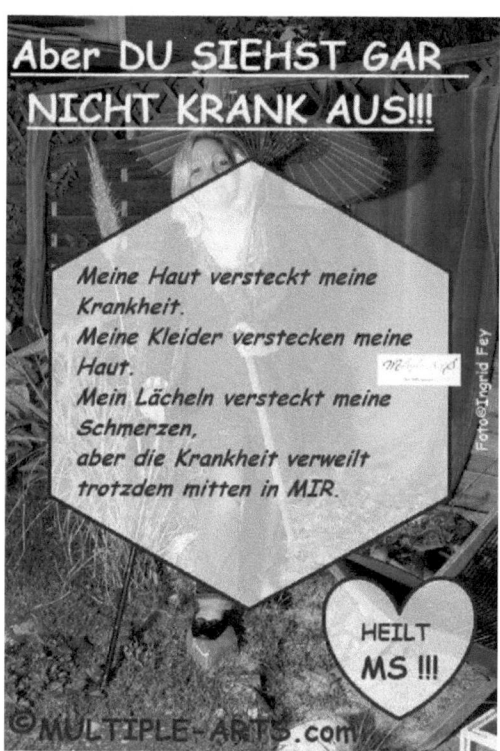

Leider ist es ein großer Irrtum, dass man MS-Kranken ihre Krankheit ansehen müsste.

Da Betroffene äußerlich oft gut aussehen, während es ihnen tatsächlich aber so viel schlechter geht, führt dies nicht selten zu Missverständnissen oder gar Unglauben bei Nicht-Betroffenen.

Dabei ist es tatsächlich aber so, dass zum Beispiel die Fatigue ihr fürchterliches Gesicht in einer übermenschlich anstrengenden und Kraft kostenden chronischen Müdigkeit zeigt und den Betroffenen sogar in eine vorzeitige Verrentung schiebt.

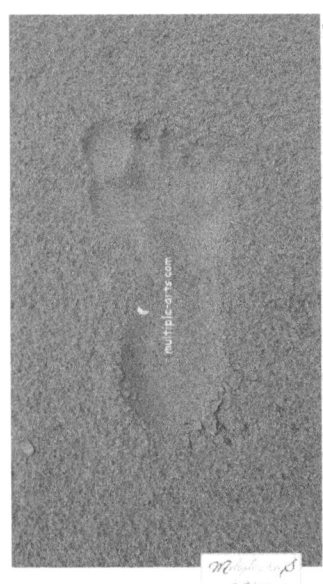

Was siehst Du?

Du siehst einen Fußabdruck im Sand - wenn Du *SEHEN* kannst!

Du siehst nicht, wem er gehört und welche Geschichte dahinter steckt.

Du siehst nicht, ob die Person nur einen Fuß hat, oder 2 Füße.

Du siehst nicht, ob sie steht, hinkt oder sitzt.

Du siehst einen Fußabdruck.

Du siehst nicht, ob er einer Frau gehört, einem Mann, einem schwarzen oder weißen Menschen.

Du siehst nicht, ob der Mensch gesund ist, oder nicht.

Du siehst einen Fußabdruck.

Du siehst nichts weiter.

Und doch hat hier ein Mensch einen Abdruck hinterlassen.

Ein Mensch, der fühlt, der wahrnimmt und IST!

Es könnte ein gesunder Mensch sein, der aber nicht laufen kann, es könnte ein unheilbar kranker Mensch sein, der gut laufen kann.

Du siehst es nicht.

MS sieht man ganz oft auch nicht!

Es gibt viele unsichtbare Symptome und doch ist der Mensch, der eine chronische

(zum Teil nicht sichtbare) Erkrankung hat, ein Mensch wie „Du und ich"!

Es ist so wichtig, sich einen Fußabdruck

– den Menschen genauer anzuschauen und nicht vorschnell zu urteilen!

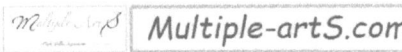

*Du siehst ja aus wie das blühende Leben

Du siehst ja aus wie das blühende Leben! Ja, das ist wohl so. Kann ich froh darüber sein? Ganz ehrlich: ich habe MS und fühle mich manchmal schlicht und ergreifend elend, aber ich sehe aus, wie das „blühende Leben".

Ich habe Schwierigkeiten, meine Beine in Bewegung zu setzen, ich habe taube Hände, der Trigeminusnerv schmerzt, ich habe Schwindel und gerade mal wieder Fatigue: sieht man es mir an? Nein, ich sehe aus, wie das blühende Leben.

Nicht falsch verstehen: ich bin froh, dass ich nicht „kränkelnd", leichenblass mit schwarzen Ringen unter den Augen, oder gar dahinvegetierend wirke. Wirklich! Aber muss ich gleich aussehen, wie das blühende Leben? Also ob ich vor Gesundheit strotze: rosige Wangen, nicht klapprig, geerdet und innerlich stabil: so wirke ich offensichtlich nach außen und dies verleitet den Ein oder anderen zu der Annahme, ich SEI das blühende Leben. ;)

Manchmal wünsche ich mir grüne Punkte im Gesicht, die signalisieren, dass ich gerade einen Schwächeanfall habe, dass ich gerade ganz viel Kraft aufwenden muss, um mein Bein anzuheben, oder es mich unglaubliche Anstrengung kostet, länger als zehn Minuten zu stehen.

Es kostet so viel Kraft, immer wieder den momentanen Zustand erklären zu müssen, weil man „es" mir nicht ansieht.

Auch MS`ler, die im Rollstuhl sitzen, kennen dieses Phänomen und auch für sie ist es schwierig. Es wäre schön, wenn es ein gut gemeinter und wohlwollender Satz wäre, der uns da gesagt wird und wir dabei spüren, dass unser Gegenüber trotzdem realisiert, dass wir nur so aussehen und uns nicht unbedingt so fühlen.

*Der äußere Schein

Es ist heiß.
Schwül und drückend.
Die Frau sitzt im Straßencafé und nippt an einem kalten Getränk. Das Glas scheint noch ganz frisch auf dem Tisch zu stehen – es ist noch beschlagen und die Feuchtigkeit tropft schon erbarmungslos am Rand hernieder.
Die Frau sitzt still dort und beobachtet Menschen. Sie sieht zufrieden aus.

- *Sicher macht sie gerade eine Pause zwischen dem Shopping-Marathon, denkt der Mann am Nachbartisch.*

Die Frau wischt sich dezent den Schweiß von der Stirn und hofft, dass sie nicht vom Stuhl kippt. Die Hitze macht ihr schwer zu schaffen. Aber sie lächelt.
Sie lächelt in die Welt hinaus, weil ihr nichts weiter übrigbleibt. Sie musste sich nach dem anstrengenden Arzttermin im stickigen Wartezimmer einfach nochmal an die Luft setzen, im Schatten und bei einem leichten Lüftchen. Sie muss ihre Gedanken sortieren.

- *Der Mann sieht, wie sie sich den Schweiß von der Stirn abtupft und zückt ebenfalls sein Taschentuch. Es ist aber auch heiß heute, denkt er. Aber die Frau macht einen netten und ausgeglichenen Eindruck. Sie lächelt sogar. Ob ich mal zurück lächle, fragt sich der Mann.*

Der Frau wird es mulmig; Schwindel zieht auf und eine enorme Erschöpfung macht sich plötzlich und heftig breit. Sie kennt ihre Fatigue und doch bekommt sie bei jedem neuen Anfall eine leichte Panik. Panik, weil sie nicht weiß, wie dieser Anfall ausgehen wird. Wird sie locker am Tisch sitzen bleiben können? Würde ihr gleich das Glas aus der Hand fallen? Würde womöglich noch ihr Kreislauf versagen??? Die Frau ist abgrundtief erschöpft und wünscht sich, sie könne sich hinlegen.... In einen dunklen kühlen Raum... In Ruhe ... Ohne Reize von außen.

- *Der Mann schaut zu der Frau und nimmt etwas wahr – er weiß aber nicht was. Er sieht, wie sich die Frau am Tisch festhält. Warum tut sie das? Sie sitzt doch? Er sieht, wie sie sich etwas nervös erneut den Schweiß abwischt. Er kann nicht wegschauen, irgendetwas fesselt ihn an ihr und ihrem etwas merkwürdigen Gebaren.*

Die Frau kann sich nur noch mit größter Mühe zusammenreißen, ihr wird übel und sie hat Angst, dass sie umkippt und ein bedauernswertes Schauspiel abliefert. Sie weiß, dass zusätzlich zur Fatigue noch ein ungebetener Gast an ihrem Tisch Platz genommen hat: „Herr Uhthoff"! Kraftlosigkeit überfällt sie und sie ahnt schon, dass gleich noch taube Gliedmaßen hinzukommen. Die hat Uhthoff immer im Gepäck!
Sie winkt hektisch der Kellnerin zu und bittet mit dem Handzeichen um die Rechnung... Sie schwitzt, sie ist völlig am Ende und ihre Nerven liegen blank. Im wahrsten Sinn des Wortes.

- *Der Mann sieht, wie die Frau mit ihren Armen herumfuchtelt und die Bedienung zu sich ruft. Er sieht, dass sie noch mehr schwitzt. Er sieht sie lächeln.*
  Er wundert sich, warum sie es so eilig hat... Irgendetwas an ihren Bewegungen ist anders.... Er beobachtet sie aus den Augenwinkeln...

Die Frau kann endlich bezahlen, trinkt noch einen großen Schluck und steht auf.
Nein, sie **versucht** aufzustehen und schwankt. Sie hält sich am Tisch und dann an der Stuhllehne fest, richtet ihre Gliedmaßen und läuft mit übermächtiger Anstrengung an den anderen Tischen vorbei. Sie ist sehr wackelig und möchte nur noch eins: schnell zu ihrem Auto gelangen den Kopf anlegen können, entspannen und warten, bis „es" vorbei ist...
Sie sieht einen Mann am Nachbartisch, der sie beobachtet und lächelt zurück. Mit letzter Kraft.

- *Der Mann sieht die Frau aufstehen, sie schwankt. Ja hat sie denn Alkohol getrunken? So sah ihr Getränk aber nicht aus. Was ist mit ihr? Ach, eben lächelt sie... Scheint ja alles ok zu sein – nur das Schwanken irritiert ihn. Naja, denkt er, es gibt halt merkwürdige Leute…. Und dabei sieht sie doch aus wie da blühende Leben!*

*Party- Schein

MS und Authentizität.

Da nimmt die lustige Frage: „Wer bin ich, wo bin ich, wie viele bin ich und warum?" schon fast einen ernsthaften Charakter an.

Party: Teilnehmende sind Freunde, die wissen, dass sie MS hat und Fremde, die logischer Weise keine Ahnung haben, dass die so oft lachende Frau, die noch dazu wie das „blühende Leben" aussieht, an einer unheilbaren Krankheit erkrankt ist.

➔ *Von außen betrachtet sieht sie also erst einmal unversehrt aus. Vielleicht. Denn vielleicht wundert sich der ein oder andere Partygast, warum diese fröhliche Frau nicht die Treppen hinauf hüpft, fröhlich trällernd Richtung Toilette, sondern aus dem Lachen plötzlich eine verbissene Mimik wird. Warum braucht sie so lange und zieht sich mühevoll hinauf? Und wenn sie zurückkommt, hält sie sich krampfhaft am Treppengeländer fest und setzt wie ein Kleinkind einen Fuß vor den anderen. Unten angekommen, geht sie völlig `normal` Richtung Sitzplatz. Ok, sie wackelt etwas. Ob sie doch schon etwas zu viel über den Durst getrunken hat???*

➔ *Der Partygast vergisst diese Frau wieder, bis er sie an der Bar wieder trifft, wo sie sich krampfhaft am Tresen festhält. Doch betrunken? Naja, es sind halt merkwürdige Menschen auf der Party…*

➔ *Kaum wieder an ihrem Platz angekommen, lacht und scherzt sie. Ab und zu hat es den Anschein, dass sie …. Ja, was…? Etwas plagt? Hat sie Schmerzen? Nein, sie lacht ja…!*

Innen drin, in dieser Frau, spielen sich Dramen ab, gepaart mit wilder Freude.

Freude, an solch einem Fest teilnehmen zu können, es die Treppe hinauf GESCHAFFT ZU HABEN, das Glas Sekt von der Bar zum Sitzplatz unversehrt transportiert zu haben.

Freude über die schöne Stimmung, Freude über einen momentanen fitten Zustand.

Freude, dabei zu sein. Freude, am Leben zu sein. Freude, mobil zu sein. Freude, gerade keine Fatigue zu haben.

Dramen, weil es anstrengend ist, diesen Schein zu wahren und sich somit auch die Frage stellt, warum sie ihn wahrt. Muss sie es? Ist es ihr zur Gewohnheit geworden?

Unsinnige Gedanken, sagt sich die Frau: jetzt bin ich hier, jetzt feiere ich.

Aber, sagt sich die Frau, es ist schwer für sie. Es ist schwer, die Feier ungetrübt zu genießen, denn jede Bewegung, jedes Gespräch erfordert sehr viel Aufmerksamkeit und somit viel Kraft – und diese gilt es einzuteilen, das weiß sie aus Erfahrung. Der Gang zum Buffet wird ein Balanceakt in jeglicher Beziehung und doch möchte sie es alleine schaffen.

Sie sieht den Tänzern auf der Tanzfläche zu und es spielen sich weitere Dramen ab: hat sie doch ihr Leben lang so gerne getanzt und ausgelassen gefeiert. Sie war nicht klein zu kriegen und hat selten einen Tanz ausgelassen…

Also, so sagt sie sich: wage es!

Mutig lässt sie sich auf die Tanzfläche entführen, wagt es und wie von selbst erinnern sich ihre Beine an das alte Spiel. Sie genießt dieses alte Gefühl und lässt sich treiben, strahlt mit Anderen um die Wette und fühlt sich frei. Frei von Last und Bedrückendem.

➜ *Sie sieht aus, wie eine Frau, die Spaß am Tanzen hat.*

Sie fühlt sich für wenige Minuten so, wie sie offensichtlich nach außen hin scheint und aussieht, bis sie spürt, dass ihre Beine nachgeben; bis sie spürt, dass ihre Beine und Arme taub werden. Dramen … Die Frau hat nur noch eines im Kopf: wie komme ich ohne Aufsehen zu meinem Platz und schaffe ich es überhaupt???

➜ *Die Frau schafft es.*

Sie lässt sich auf ihren Stuhl fallen …

…und in ihrem Kopf spielen sich ganze Theaterstücke ab.

Dramen und Komödien.

Komödien, da sie dankbar ist, einen halben Tanz geschafft zu haben. Freude, Freiheit und Loslassen …

Dramen, da gerade wieder einmal eine ganz kleine Welt in ihr zusammengebrochen ist. Die Welt der Hoffnung auf etwas Normalität, die Welt des Verdrängens, dass die MS doch heute nicht mit dabei ist.

Realität: die MS schläft nie. Sie ist IMMER dabei. Manchmal ist sie gnädig und lässt ihrem Körper den Schein des Friedens.

> → *Die Frau sieht etwas müde aus, aber so sehen viele Partygäste aus, oder? Die Frau wirkt nicht mehr ausgelassen, aber sie lacht noch immer viel. Die Frau wirkt fröhlich.*

Die Frau weiß, dass sie nun Schluss machen und nach Hause gehen muss. Sie darf es nicht übertreiben, denn ihre MS rächt sich immer. Die Frau weiß auch, dass dieser Abend Folgen haben wird und sie mindestens zwei bis drei Tage extrem erschöpft und ausgelaugt sein wird. Sie weiß es und doch hat sie gefeiert.

> → *Die Frau geht etwas früher – ob doch alles ok bei ihr ist? Aber sie lacht. Bestimmt ist alles in Ordnung.*

Die Frau weiß, dass sie ganz viel geschafft hat an diesem Abend, dass sie lebendig war, ihr Leben genossen hat und nun doch auch erschöpft ist. Drama und Komödie. LEBEN.

Hallo MS; Hallo Leben; Hallo Realität und Hallo Seifenblasen. Hallo Party; Hallo Freiheit und Hallo Gefangenschaft.

MULTIPLE SKLEROSE

"Aber Du siehst so gesund aus...!"

Ich lebe mit MS (Multiple Sklerose).
MS ist eine chronische Erkrankung, die bislang noch unheilbar ist und oft Schäden zurück lässt. Sie attackiert das zentrale Nervensystem.
Da das zentrale Nervensystem das Gehirn, als auch das Rückenmark und die Sehnerven mit einschließt, hat MS große Auswirkungen auf die Qualität des Lebens.
Diese Krankheit bedeutet ebenfalls, dass viele meiner Symptome völlig unsichtbar sind - zumindest für den "untrainierten Beobachter".

Trotzdem macht es meine Erkrankung nicht weniger real.
Meine Symptome können auch einmal mild verlaufen, aber leider oft auch so schwer, dass sie Lähmungen und Verlust des Augenlichtes uvm. verursachen können.
Es mag sein, dass ich vollkommen gesund auf Dich wirke, aber mein Körper muss vielleicht gerade mit einer extremen Muskelschwäche, schrecklichen Schmerzen oder einer breiten Palette an anderen Symptomen kämpfen.
Ganz abgesehen von den Nebenwirkungen aller Medikamente, die ich nehmen muss; denn sie beeinträchtigen mein Leben ebenfalls.

Die häufigsten Symptome der MS sind
Taubheitsgefühle, extreme Fatigue (abnorme Erschöpfbarkeit), Schwindel, schlechte Koordination und Gleichgewichtsstörungen, kognitive Störungen (Erinnerungsvermögen, Vergesslichkeit, Konzentrationsprobleme, uvm.), Sehstörungen, Zittern , starke Schmerzen und Spastiken.

Diese Symptome sind das Ergebnis des Auto-Immun-Kampfes, in dem der eigene Körper die schützende Schicht um die Nervenfasern herum angreift und auch zerstört.

Wenn dies passiert, ist die Isolierung zerstört und wird durch verschiedene Verhärtungen und Narben ersetzt. Manche der darunter liegenden Nervenfasern können getrennt werden; d.h., sie sind unterbrochen.
Andere können unwiderbringlich so zertsört werden, dass sie auch dauerhaft Schaden erleiden.
Die Nervenimpulse werden unterbrochen und können somit nicht mehr funktionieren.

Stellt Euch eine Isolierung um ein elektrisches Kabel herum vor:
ist diese zerstört oder unterbrochen, wird die Leitung nicht mehr richtig arbeiten und funktionieren können.
So ist das auch bei MS.

Bitte teilt dies, denn "Bildung ist der erste Schritt für eine Heilung" und diese brauchen wir!

Multiple Sklerose ist keine "Frage des Lebensstils", sondern MS ist eine lebenslange unheilbare Krankheit!

©MULTIPLE-ARTS.com
frei übersetzt nach "FB/were not drunk, we have ms"

*ICH SEHE NICHT KRANK AUS

❖ ICH SEHE NICHT KRANK AUS, aber meine Beine fühlen sich oft wie Gummi an, werden taub und geben einfach ohne Vorwarnung nach und ich falle hin.

❖ ICH SEHE NICHT KRANK AUS, aber ich lebe mit einer tiefen und extremen Erschöpfbarkeit und so schweren Gliedmaßen, dass sich jede Bewegung so anfühlt, als würde ich in den Tiefen des Ozeans mit Blei an den Füßen laufen müssen.

❖ ICH SEHE NICHT KRANK AUS, aber ich leide unter einer extrem sensiblen Hitze-Intoleranz, die mich enorm erschöpft und ich mich dann nicht nur überall am Körper überhitzt, sondern es fühlt sich ausgewrungen an, total erschöpft, KRANK, so, wie mit einer schweren Grippe - das ist überhaupt nicht mit dem Hitzeempfinden eines Gesunden vergleichbar. Es ist ein Auswringen des Körpers, der gerade an seine absoluten Grenzen stößt.

❖ ICH SEHE NICHT KRANK AUS, aber meine kaputten Nerven können nicht mehr so viele Reize und Informationen auf einmal aufnehmen und dies kann zu einer großen Überforderung und Auslösen sämtlicher bekannter Symptome führen.

❖ ICH SEHE NICHT KRANK AUS, aber in mir drinnen fühlen sich meine Knochen manchmal so schrecklich an, als ob man mit einem Presslufthammer auf sie einwirken würde - vor allem bei Wetterwechsel, oder je nach Symptomatik bei Hitze oder/und Kälte.

❖ ICH SEHE NICHT KRANK AUS, aber selbst kleine Aufregungen stressen oder sorgen mich, so dass mein Körper rebelliert und ich dann das Gefühl habe, dass meine Symptome einfach nur mal aufbegehren wollen, nur aus Spaß: es ist aber ein schlimmer Zustand für mich.

❖ ICH SEHE NICHT KRANK AUS, aber es ist manchmal extrem schwierig für mich, mich zu konzentrieren und lange konzentriert zu bleiben. Das ist das Ergebnis der kognitiven Leistungsstörungen, die meine Krankheit verursacht und gleichzeitig kann ich deshalb mein Gedächtnis auch nur schwer schulen.

❖ ICH SEHE NICHT KRANK AUS, aber für die einfachsten Aufgaben brauche ich statistisch gesehen fünf Mal länger als ein Gesunder und somit erschöpfen sie mich mit meinem ohnehin geringen Energiehaushalt auch fünf Mal mehr als einen Gesunden. Deshalb bin ich auch so schnell und abgrundtief erschöpft.

❖ ICH SEHE NICHT KRANK AUS, aber Du wirst selten den Kampf sehen, den ich unter der Oberfläche führe und der mich so viel Energie und Kraft kostet.

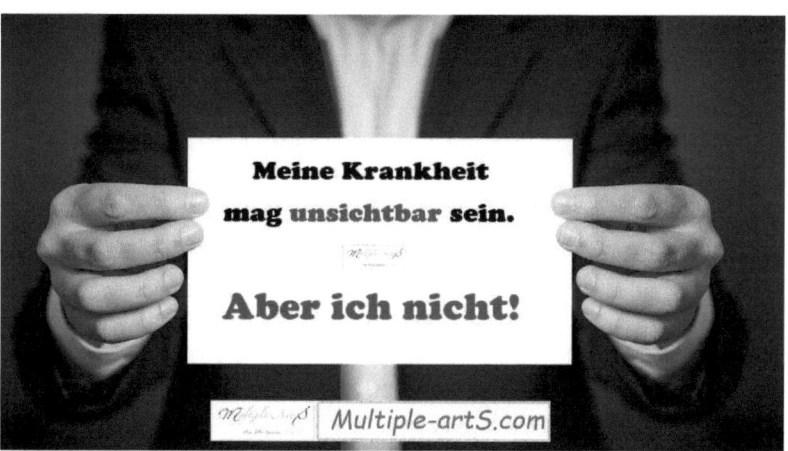

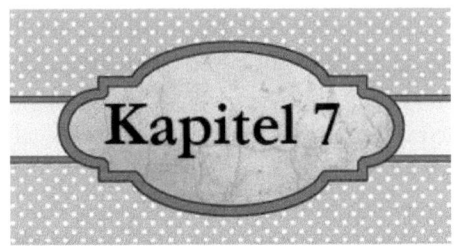

Auch das gehört zur MS

*Reizüberflutung 1

Reizüberflutung ist nicht nur ein Wort, sondern ein Zustand. ☺

Meine Form der MS, die noch gekoppelt ist mit Hochsensibilität (HSP) reagiert auf zu viele Reize **sofort**: mit Fatigue und Sehstörungen. Wenn es „ganz dicke" kommt, dann gerne auch mit allen bekannten und auch neuen MS-Symptomen – und sie bringt dann oft noch Herrn Uhthoff mit. ☹

Es war ein langer Weg bis mir klar wurde, dass ich nicht einfach nur empfindlich bin…. Mir nicht immer selbst die „Schuld" gegeben habe, wenn mich etwas überfordert hat (so nach dem Motto: „Stell Dich nicht so an!"). Nein, es ist ein Tatbestand, dass dies auch ein Symptom der MS ist, allerdings liest man darüber sehr wenig und ich musste mich auf amerikanische Studien verlassen.

Laut Wikipedia ist „Reizüberflutung eine umgangssprachliche Metapher für einen angenommenen Zustand des Körpers, in dem dieser durch die Sinne so viele Reize gleichzeitig aufnimmt, dass sie nicht mehr verarbeitet werden können und beim Betroffenen zu einer psychischen Überforderung führen. Diese Überforderung des (menschlichen) Organismus bzw. Nervensystems durch Sinneseindrücke betrifft die Sinne (Hören, Sehen, Riechen, Schmecken und Tasten) einzeln, in Kombination, für einen kurzen Zeitraum und auch langfristig."

(https://de.wikipedia.org/wiki/Reizüberflutung)

MS-Betroffene, die dafür empfänglich sind, reagieren dabei besonders stark. Anhaltende Reizüberflutung kann beispielsweise auch dauerhafte Konzentrationsschwierigkeiten bewirken.

Es gibt wohl kaum einen Bereich des Körpers, der hierdurch keine Defizite erleiden würde. Die hierzu passenden Krankheitsbilder: Das Chronical Fatigue oder das Burn-Out-Syndrom (bei MS wäre das dann eventuell die FATIGUE) und Beschwerden, die direkt im Zusammenhang mit einer Reizüberflutung auftreten: Tinnitus oder Migräne etwa. Auslöser dieser Überforderungen sind meistens Hektik, Stress und die damit einhergehende Unfähigkeit abzuschalten. Zahlreiche psychosomatische Krankheiten werden auf ein Übermaß an äußerlichen Reizen zurückgeführt.

Beispiele für mögliche Auslöser sind:
- Gehör: Lärm, mehrere gleichzeitige akustische Quellen (zum Beispiel Gerede inmitten einer Menschenmasse)
- Augen: Vielzahl von Farben, blinkende Lichter, schnelle Bewegungen
- Geruchs- und Geschmackssinn: Reizüberflutung kann auch bei einem bunt gemischten Essen auftreten, das beispielsweise die unterschiedlichen Geschmacksrichtungen süß, sauer, bitter, salzig zugleich enthält, so dass diese nicht mehr einzeln empfunden und zugeordnet werden können
- Erhöhte Außen-Temperatur (bei MS = „Uhthoff-Phänomen")

Sicher ist, dass Reizüberflutung kurzfristig zu STRESS, Hektik, aggressiven Reaktionen und schneller Erschöpfung führt.

Manchmal entlasten Entspannungsübungen und Ruhe das übermäßig aktive Gehirn.

Reize wahrnehmen/Sinneswahrnehmung:

Wir nehmen die Welt über unsere Sinne wahr: sehen, hören, riechen, schmecken, fühlen. Am meisten allerdings beherrschen uns die visuellen und akustischen Eindrücke. Man weiß, dass von den Sinnesorganen die Reize über Nervenbahnen direkt in unser Gehirn gelangen, wo sie verarbeitet werden. Da jedes Sinnesorgan einem eigenen Zentrum im Gehirn zugeordnet ist, können problemlos mehrere Eindrücke verschiedener Sinnesorgane gleichzeitig verarbeitet werden. Von einer *Reizüberflutung* wird nur dann gesprochen, wenn so viele Eindrücke, meist desselben Sinnes, auf den Menschen einwirken, dass das Gehirn die gesehenen oder gehörten Informationen nicht mehr verarbeiten kann. Insbesondere durch die Technisierung und Modernisierung der heutigen Welt ist die akute und chronische *Reizüberflutung* ein aktuelles Thema. (Beispiel: blinkende und laute Großstadt). (Angelehnt an: http://www.gesundheit-und-wohlbefinden.net/psychische-ueberforderung-durch-reizueberflutung/)

Solange unser Gehirn also in der Lage ist, all diese unterschiedlichen Reize aufzunehmen und zu verarbeiten, scheint kein großes Problem zu entstehen. Selbst kurzfristige Reizüberflutungen lassen noch keine psychische Überforderung entstehen. Das Gehirn schafft es, die Eindrücke bis zur nächsten Erholungsphase zu verarbeiten.

Hingegen können langfristige Reizüberflutungen ein Problem darstellen. Durch die dauerhafte Überforderung von Sinnen und Gehirn wird der Körper in einen Stress-Zustand versetzt - der Sympathikus wird aktiviert. Das bedeutet, unser Körper schaltet auf „Aktiv-Modus". Bei langfristigen Reizüberflutungen ist der Körper des Menschen in einem Dauer-Stress-Zustand: Katecholamine werden ausgeschüttet und Kortison produziert. Folgen sind erhöhter Blutdruck, Muskelanspannung, Kopfschmerzen, Verdauungsprobleme. Doch das ist nicht das Einzige. Körper und Psyche sind eng miteinander verwoben, daher sind viele Menschen auch von psychischen Problemen betroffen.

Das Aktionspotenzial jeder Zelle im Körper ist auf Höchstleistung. Der Körper, insbesondere das Gehirn, ist irgendwann erschöpft, ähnlich einem Schlafentzug. Daher kann er Kompensationsmechanismen nicht mehr oder in nicht ausreichendem Maße anwenden - mit der Folge, dass psychische Auffälligkeiten durch die Überforderung vermehrt zutage treten: Kraftlosigkeit, Schlafstörung, Hemmungen, Realitätsverlust, Aggressivität. Auch psychische Erkrankungen mit all ihren Symptomen zeichnen sich in erhöhtem Maß bei chronischer Reizüberflutung ab.

(Angelehnt an: http://www.gesundheit-und-wohlbefinden.net/psychische-ueberforderung-durch-reizueberflutung/)

Wenn man sich dies bewusst macht, wundert es nicht, dass unser Körper RE-agiert!

Auch wenn selbst aus einer dauerhaften Reizüberflutung keine Störung erwachsen MUSS, kann sie doch auf Dauer den Körper schädigen, oder gerade Patienten, die an neurologischen Erkrankungen leiden, noch eins „oben drauf" setzen.

Wichtig ist also, sich seiner individuellen Reizüberflutung bewusst zu werden und wahrzunehmen, WAS GENAU uns überfordert und ob wir dies abstellen können. Das wäre die Ursachenbehebung, die allerdings nicht immer einfach ist, da wir nicht alle Reize, die uns begegnen, beeinflussen können.

Machen Sie sich notfalls eine Liste mit den störenden Reizen und einer Lösungsmöglichkeit. Sollte Sie beispielsweise seit Wochen Baustellenlärm in der unmittelbaren Nachbarschaft stören, werden Sie nicht umziehen wollen, aber Sie können sich bewusste Atempausen nehmen und gönnen. Beispielsweise durch Spaziergänge, Yoga oder Meditation. Sie können in dieser Zeit auch weitere Reize, wie Medienkonsum, meiden. So kann jeder für sich herausfinden, was störend und was umwandelbar ist.

Die wichtigste Regel bei psychischer Überforderung durch Reizüberflutung lautet: weniger ist mehr.

Ziehen Sie sich zurück, schauen Sie genau hin, was Ihnen guttut und was nicht. Laute Musik, grelles Licht, Gerüche… Vieles kann man wirklich in besonders schlimmen Phasen meiden.

*Reizüberflutung 2

Das sagt sich immer so leicht und ich benutze es oft, ist mir aufgefallen: „Ich habe `ne totale Reizüberflutung!"

Ein einfacher Satz, aber das, was dahintersteckt, ist heftig.

Wenn ich diesen Satz sage, meine ich zwei Dinge:

Einmal die Reizüberflutung, die „Jeder" haben kann: wirklich einfach zu viele Reize (welcher Art auch immer) auf einmal, zu schnell hintereinander und zu häufig. Und dabei habe ich das Gefühl, dass ich sie nicht alle „abarbeiten", verarbeiten oder gar aufnehmen kann. Sie sind da, sie sind auch aufdringlich und mein armes Gehirn ist überfordert.

Reizüberflutung und MS

Reizüberflutung ist eine umgangssprachliche Metapher für einen angenommenen Zustand des Körpers,

in dem dieser durch die Sinne
so viele Reize gleichzeitig aufnimmt,
dass sie nicht mehr verarbeitet werden können
und beim Betroffenen zu einer
psychischen Überforderung führen.

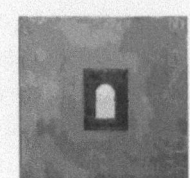

Diese Überforderung des (menschlichen) Organismus
bzw. Nervensystems durch Sinneseindrücke
betrifft die Sinne (Hören, Sehen, Riechen, Schmecken und Tasten) einzeln,
in Kombination, für einen kurzen Zeitraum und auch langfristig.

MS-Betroffene reagieren dabei besonders stark.

Anhaltende Reizüberflutung kann
dauerhafte Konzentrationsschwierigkeiten und Vieles mehr bewirken.

Beispiele für mögliche Auslöser sind:

- *Gehör:* Lärm, mehrere gleichzeitige akustische Quellen (z. B. Gerede inmitten Menschenmasse)
- *Augen:* Vielzahl von Farben, blinkende Lichter, schnelle Bewegungen
- *Geruchs- und Geschmackssinn:* Reizüberflutung kann auch bei einem bunt gemischten Essen auftreten, das die Geschmacksrichtungen süß, sauer, bitter, salzig und umami zugleich enthält, so dass die Geschmacksrichtungen nicht mehr einzeln empfunden und zugeordnet werden können.

©2014 MULTIPLE-ARTS.com   *(Quelle: Wikipedia.de)*

Fazit: mir wird „alles" zu viel, ich brauche Ruhe oder eine gute Ablenkung, die natürlich OHNE nervende Reize sein soll!

Das Zweite ist meine MS, speziell die Fatigue, gepaart mit der Reizüberflutung. Das Gefühl ist erst einmal, wie oben beschrieben, aber dann kommt die MS ins Spiel und bei mir kommen immer (!) Sehstörungen und eine taube Gesichtshälfte dazu, oft auch andere bekannte MS-Symptome.

„Reizüberflutung eine umgangssprachliche Metapher für einen angenommenen Zustand des Körpers, in dem dieser durch die Sinne so viele Reize gleichzeitig aufnimmt, dass sie nicht mehr verarbeitet werden können und beim Betroffenen zu einer psychischen Überforderung führen.

Diese Überforderung des (menschlichen) Organismus bzw. Nervensystems durch Sinneseindrücke betrifft die Sinne (Hören, Sehen, Riechen, Schmecken und tasten) einzeln, in Kombination, für einen kurzen Zeitraum und auch langfristig.

Im Vordergrund der Untersuchungen zur Situation des Menschen in der modernen Welt stehen vor allem die akustische und visuelle Wahrnehmung als Auslöser einer Reizüberflutung."
(https://de.wikipedia.org/wiki/Reizüberflutung)

Diese Beschreibung, die ich bewusst erst nach dem Niederschreiben meines Empfindens gelesen habe, passt also haargenau auf den Zustand, den ich erlebe.

Und ich vermute einmal, da ja bei uns MS´lern das Nervensystem sowieso verrücktspielt, dass wir noch sensibler auf solche Reize regieren. Vielleicht gibt es sogar einen bestimmten Bereich im Gehirn, der passen würde. ;-)

Fakt ist, dass Reizüberflutung Stress auslöst und die MS ist ja nun alles andere als stresskompatibel!

Meine Form der MS, das wird mir immer deutlicher und klarer, hat wohl einen sehr niedrigen Stress-Level. Ich merke dies immer wieder und merke auch, dass es mir nicht gefällt. Ich entschuldige mich auch oft in letzter Zeit damit, dass ich eine solche Reizüberflutung habe und einfach nur noch fertig bin. Das ist mir dann selbst irgendwann aufgefallen und somit wollte ich einmal recherchieren und lande gleich einen Volltreffer.

Ich muss mich also nicht wundern, wenn zu viele Reize über mich hereinbrechen, dass mein Nervensystem anfängt zu mucken. **Die Reize gehen mir dann tatsächlich auf die Nerven.**

Schon lange ist mir bewusst, dass mich große Menschenmengen überfordern, wenn ich keinen körperlichen Halt habe.

Lärm, vor allem unrhythmischer Lärm, wie Kindergeschrei, machen mich manchmal so verrückt, dass ich wirklich eine kleine Auszeit brauche. Lärm in Form von Live-Musik macht mir dagegen gar nichts aus.

Unangenehme Gerüche verursachen mir nicht nur Übelkeit, sie können ebenfalls sämtliche MS-Symptome hervorholen.

Grelles Licht, Neonlampen, flackerndes Licht: eine Katastrophe. Und dies in Zusammenhang mit schnellen und schnell wechselnden

Bewegungen, ist ganz fürchterlich und Sehstörungen sind vorprogrammiert.

Ich merke auch, dass mich die vielen Posts und Kontakte in Facebook mit zu vielen Reizen überfluten. Sicher kommt hier hinzu, dass ich auf Grund der MS sowieso (bedingt durch meine Sehnerv-Entzündung) manchmal Probleme habe, koordiniert zu lesen.

Mich ärgert das, denn ich bin gerne in Facebook, gerne in den Gruppen, aber es geht nicht mehr.

Es ist zu viel.

Wenn Reizüberflutung eine Überlastung von und mit Reizen ist, besonders in Kommunikationsprozessen, dann wundert es mich nicht, dass irrelevante Themen sowieso ausgefiltert werden, aber auch eine abnehmende Wahrnehmung stattfindet. Und das finde ich für mich schlimm, denn bis jetzt war ich immer diejenige, die nicht genug Informationen aus allen möglichen Quellen erhalten konnte und dies womöglich noch alles gleichzeitig. Nun überfordert es mein noch zusätzlich durch MS geprägtes Hirn also auf „ganzer Linie"!

Ich habe schon viel ausprobiert, um Abhilfe zu schaffen. Habe mir Zeit-Limits gesetzt, mehr Pausen verordnet, mich zwischendrin bewegt und Vieles mehr! Und das Ergebnis: es hilft mir nur wirklich, wenn ich den PC/Laptop ausschalte und keine Klingeltöne von ihm höre, die mich dann erinnern, dass gerade etwas los ist in der Facebook-Welt. Nur so kann ich mich abgrenzen, abschirmen und mich wieder auf mich zu besinnen. Auf mich und auf das Schreiben, Zeichnen und Malen, aufs Lesen und Spaziergänge mit meinem Hund.

Manchmal habe ich das Gefühl etwas zu verpassen und nicht mehr hinterher zu kommen mit den Kontakten, dem Liken und den Kommentaren. Aber wenn ich ehrlich zu mir selbst bin, (und das haben die meisten MS`ler und chronisch Kranken mit der Zeit gelernt); dann weiß ich, dass wirklich nur AUSSCHALTEN und Rückzug hilft. Mein Hirn kann sich beruhigen, meine Nerven auch und ich tue dem Körper und Geist sogar noch etwas Gutes, in dem ich mich mehr auf *mich* besinne.

Also kann es passieren, dass man mich nun nicht mehr ganz so häufig auf Facebook antrifft. ;)

Diese Einsicht ist nicht einfach gewesen, das gebe ich zu und auch ein holpriger Weg. Aber nun, da ich sie gewonnen, begriffen und wahrgenommen habe, weiß ich, es ist noch wichtiger für mich, mich in Ruhe und Frieden ab und zu zurück zu ziehen: Es ist einfach NOT-WENDIG, neue Kräfte, Energien und Ideen zu sammeln und dann ab und zu mal einen kleinen Vorstoß wagen. Hallo MS; Hallo Veränderungen; Hallo LEBEN!

*Blanke Nerven – Wie ein Nervenzusammenbruch

Kleinigkeiten, die jeden erwischen, Tag ein, Tag aus.
Jeden.
Und jeder kennt das. „Oh je, meine Nerven!"
Wir MS'ler haben sowieso ein gesondertes Verhältnis zu unseren Nerven.
Wenn uns etwas auf die Nerven geht, ist das schon ein kleines verrücktes Wortspiel.
Uns geht nämlich so Einiges auf die Nerven und das Schlimme daran ist, dass unsere Nerven nicht nur im übertragenen Sinne angriffen sind, sondern tatsächlich. Sie werden leider immer wieder angegriffen, ihre Schutzhülle (Myelinschicht) ist stark zerstört oder ganz demoliert, durchgetrennt und unbrauchbar gemacht. Dies hinterlässt Narben, die mal als Läsionen im Gehirn, mittels MRT, sichtbar machen kann.
Manchmal habe ich das Gefühl, meine Nerven würden blank liegen. Ich meine damit: richtig blank. Ohne Schutzhülle. Und es stimmt ja sogar, denn Teile meiner Nervenbahnen liegen ja blank. Irreparabel blank.
Zurück zum Nervenzusammenbruch, den ich manchmal schon ankommen sehe. Es ist kein Nervenzusammenbruch, wie man ihn ansonsten aus der Literatur oder auch von sich oder lieben Menschen kennt und ich möchte den Ausdruck auch nicht missbrauchen.
Ich habe mir das Wort nur ausgeliehen, weil es so gut zu passen scheint. Bei Kleinigkeiten, wie ein nicht funktionierender Laptop, sind meine Nerven blanker denn je.

Ungeschützt sind sie. Ja, und das immer. Wenn dann noch etwas dazu kommt, zum normalen Alltagsgeschehen, dann wird mir übel, ich verzweifle völlig und konnte in Tränen ausbrechen.

Gut, ein nicht funktionierender Laptop IST heutzutage eine Katastrophe, zumindest bei mir. ;)

Aber warum setzt mich so ein Ereignis so völlig außer Kraft, lähmt mich ... und lässt mich mit Zittern und Herzklopfen reagieren, so als ob ich einen echten Nervenzusammenbruch hätte???!!!

Ich habe recherchiert und zumindest festgestellt, dass es anderen MS-Betroffenen genauso geht, oder ähnlich. Zum Beispiel ist es manchmal, oder auch oft so, dass wir nicht mehr angemessen auf eine Situation reagieren können. Nicht immer, aber leider immer öfter...

Hilflos und dies als reife und gefestigte Frau, die immer, wirklich immer, „ihre Frau gestanden" hat.

Emotionen und MS: diese sind durch die entsprechenden Läsionen gegebenenfalls betroffen. Es ist in Fachkreisen bekannt, dass MS'ler zu extremen Gefühlen und auch Gefühlsausbrüchen neigen. Vermehrtes Weinen zum Beispiel und dann nicht mehr aufhören können. Ebenso ist es offensichtlich beim Lachen vergleichbar heftig. Das fällt vielleicht erst einmal nicht so auf, aber Fakt ist, dass es bei manchen Menschen tatsächlich „unangebrachte" Lach-Flashs gibt. Das kann unter Umständen genauso peinlich ausarten, wie ein Weinkrampf.

Und für die Betroffenen bedeutet es, sich wieder einmal nicht „normal" zu fühlen. Sie sind eventuell auch einem Kreislauf an Belächeln, Unverständnis und Missbilligung ausgesetzt, ebenso wie einer Rüge oder gar Verachtung.

Und wieder muss man sich und seine MS in solchen Situationen erklären, (wenn es einem überhaupt in eben diesem einen Moment einfällt, denn oft ist man ja gerade etwas neben sich gerückt...).

Wenn also unsere Nerven generell blank liegen, blanker als die von Gesunden und wir dann noch einer außergewöhnlichen Situation gegenüberstehen — wen wundert es, bei dieser Betrachtungsweise, dass wir einfach manchmal nicht mehr weiterkönnen, am Ende unserer Kräfte sind und innerlich zusammenbrechen... Vielleicht auch äußerlich...

Mit unseren Nerven sind wir im wahrsten Sinn des Wortes in solch einem Moment am Ende.

Und da dies nicht bei jedem MS'ler so oder genau so ist, kann ich wieder einmal nur an die Besonnenheit der Angehörigen appellieren, zu versuchen, diese komplexe MS möglichst zu begreifen.

Es tut weh, wenn wir belächelt oder nicht ernst genommen werden, weil es doch „gar kein großes Ding war" und wir uns angeblich aber so „enorm aufgeregt haben".

Mir wird in solchen Momenten immer bewusst, was wir eigentlich tatsächlich täglich schultern und meistern. Wie stark wir sind, solch eine Last ganz selbstverständlich zu tragen. Täglich, oft auch ohne, dass man es uns ansieht....

Manchmal müssen wir krampfhaft unser Level halten um den Tag zu meistern. Es ist, wie wenn man eine bis an den Rand gefüllte Flasche auf dem Kopf tragen, BALANCIEREN, müsste und ein winziger Tropfen uns völlig aus dem Gleichgewicht bringen würde. Ein unsichtbarer Stolperstein reicht dann schon. Wenn wir also so stark versuchen, unsere **Balance** zu halten, dann kann uns ein winziges Detail völlig aus der Bahn werfen und die Emotionen brechen heraus.

Wir leben, wir genießen auch ganz oft und freuen uns. Aber die Trauer über ein nicht der Norm entsprechendes Verhalten, wie zum Beispiel ein schnelleres Weinen, das be_**LAST**et uns um ein Vielfaches.

Emotionale Fatigue, die komplette und totale Erschöpfung ist dann manchmal eine der Folgen und die kann uns tagelang ausheben.

Natürlich möchten wir nicht in Watte gepackt werden, aber manchmal hilft es unseren blanken Nervenbahnen sehr, wenn uns mal jemand eine an sich banale Arbeit abnimmt, einen Telefonanruf und auch eine Entscheidung.

Blanke Nerven telefonieren nicht gut und vor allem können sie sich nicht konzentrieren, nicht entscheiden, während sie hören und verarbeiten! **Blanke Nerven haben es schwer, weil sie niemand schützt...**

Bitte liebe Angehörigen: Wir brauchen Euch ab und zu und sind dankbar für jede noch so kleine Hilfe. Denn wir müssen in solchen Momenten Vieles, zu viel, aushalten: die MS mit all ihrer Last, den Verlust der Kraft, diese „Kleinigkeit" selbst erledigen zu können und es kratzt an unserem Selbstwert. Dieser liegt nämlich auch manchmal blank.

*„Das Leben verlangt von uns sehr oft,
dass wir Dinge wegstecken müssen,
für die wir gar keine Taschen haben!"*

BIS ans LIMIT – gehe ich manchmal zu weit?

Es ist für mich so schwer, mich an GUTEN Tagen zu beschränken. Und zwar in der Hinsicht, dass ich es dann nicht „übertreiben" darf.

Jeder chronisch Kranke kennt es: wir werden von Symptomen, Schmerzen oder Beeinträchtigungen ausgebremst. Und zwar manchmal massiv. Dies zu verarbeiten und anzunehmen ist eine Aufgabe, die nicht einfach ist und oft holen wir uns dafür auch professionelle Hilfe, wie Psychotherapeuten.

Seine eigenen Grenzen immer wieder auszuloten, ist ebenfalls nicht einfach.

So lange mich meine Fatigue massiv ausbremst, laufe ich gar nicht Gefahr, mich zu überanstrengen, weil es einfach NICHT GEHT!

Wer im Rollstuhl sitzt, wird sich auch niemals einen Lauf-Marathon vornehmen. Wer nicht gut sehen kann, wird sich kein Buch in winziger Schrift kaufen.

Das sind die Grenzen, die wir kennen und auf die wir uns – mehr oder weniger gut – einstellen. Das sind Tatsachen.

Wie aber ist es in der Grauzone?

Wenn beispielsweise die Fatigue einmal ausnahmsweise Pause macht?

Wenn die Beine heute etwas stabiler sind und man es sich zutrauen kann, in der Wohnung umherzulaufen?

Dann sind wir wie ein Kleinkind, das neu ausprobiert, staksend und torklig umherwandert und sich über jeden Schritt freut, auch über jedes Erlebnis, das man ohne Fatigue geschafft hat und man ist ganz „hin und weg".

Der Unterschied ist jener, dass sich ein Kleinkind erstens keine Gedanken um ein „MORGEN" macht und zum Zweiten, Gesundheit vorausgesetzt, keine körperlichen Rückschläge erleiden muss, wenn es vielleicht einen Schritt zu viel gemacht hat.

GRENZEN und Limits bedeuten das „maximal Erreichbare".

Und der Satz „bis ans Limit gehen" erklärt „etwas auf extreme Art und Weise auszutesten". Umgangssprachlich würde man vielleicht auch sagen: „er/sie hat es übertrieben!".

Was reizt uns also so, unsere Grenzen auszuprobieren, und auszureizen?

Wir MS`ler sind ja täglich mit unseren körperlichen und oft auch geistigen Grenzen konfrontiert.

Mir geht es dann so, dass ich an guten Tagen gerne wieder an meinem alten „ICH" andocken möchte. Ich möchte wieder SPÜREN, ERLEBEN, wie es einmal war… Das geht natürlich nie ganz und vollkommen, aber ansatzweise.

Und ich habe mich beobachtet: an den sogenannten guten Tagen, ohne Fatigue und mit nicht-schweren Beinen – da möchte ich toben, da möchte ich LEBEN und agil sein.

Agil und LEBENDIG!

Das war mein altes „ICH" immer. Agil, lebendig und handlungsfähig. Und genau das ist mir abhandengekommen. Es wurde mir von meiner MS genommen.

Wen wundert es, wenn ich es mir zurückholen möchte?

Aber dieses Zurückholen ist limitiert. Und zwar deutlich. Auch, wenn ich es nicht wahrhaben möchte.

Ich kann für Sekunden, oder auch Minuten und wenige Stunden vielleicht, ganz zart erahnen, wie es mir in besseren gesundheitlichen Tagen einmal ging. An meinen guten Tagen docke ich dort an, spüre dieses wundervolle Gefühl der Leichtigkeit, des Vollkommenseins, der wilden ursprünglichen Freude.

Wenn diese Limits nicht wären – die mir dann doch sehr schnell meine ureigenen GRENZEN wieder aufzeigen. Manchmal zart, so als Warnsignal, manchmal auch mit Wucht! Mit üblen Symptomen und einer niederschmetternden Fatigue. Ende des Ausflugs in die Sorglosigkeit, Ende des Ausflugs in die kleine Grenzenlosigkeit. Ende mit den Glücksgefühlen. Hallo MS!

*"Jeder ist mal müde!"

Sprüche wie dieser machen mich wütend. Was glaubt mein Gegenüber eigentlich, welchen Sinn so ein Ausspruch macht?

> ➤ **Soll er etwas vermitteln?** Das wäre ja nicht besonders gradlinig.
> ➤ **Soll er ein Rat sein?** Da stellt sich die Frage, ob wir um Rat gebeten haben.
> ➤ **Soll es einfach nur Konversation sein?** Dann möchte ich so eine oberflächliche Konversation nicht.
> ➤ **Oder stellt da mein Gegenüber schlicht und ergreifend das, was ich SAGE und zum Ausdruck bringe, in Frage?** Das wiederum wäre schlimm, weil er mich damit nicht ernst nehmen würde. Das wäre keine gute Gesprächsbasis und erst recht keine Basis für eine gute Beziehung.

Ich frage mich in solchen Momenten, ob diese Leute so gar kein Gespür haben. Weder ein Gespür für sich und ihre Ausdrucksform, noch ein Gespür für mich, mein Empfinden, meine Befindlichkeit, meine Krankheit.

Müde ist tatsächlich jeder einmal. Was ein Glück, sonst würden wir niemals schlafen können und Schlaf ist ja wissenschaftlich erwiesen als NOTWENDIGKEIT in unserm Biorhythmus.

Aber, wenn ich schon zum hundertsten Mal erklärt habe, dass ich nicht „normal müde" bin, sondern mich eine über den ganzen Tag erstreckte Erschöpfung plagt, die sich jeden Tag wiederholt und die mich daran hindert, einen nur annähernd normalen Tagesablauf zu haben, dann frage ich mich ernsthaft, was mir in einem solchen Moment mein Gesprächspartner sagen möchte.

Weitere beliebte Sätze sind:

- Du bildest dir das nur ein.
- Ich habe auch manchmal keine Kraft.
- Du musst nur mal eine Nacht gut schlafen.

- Es gibt immer noch Schlimmeres.
- Ein bisschen faul bist du ja schon.
- SO gut möchte ich es auch mal haben.
- Mach mal ein bisschen Sport.
- Die neue Diät soll Wunder wirken.
- Reiße Dich einfach mal zusammen.
- Alles nur halb so wild.
- Und mein absoluter Lieblingssatz: Du siehst gar nicht krank aus.

Aber man stelle sich vor, ich würde abgrundtief krank aussehen (wie auch immer man dann aussieht!), da würde ich vermutlich umgekehrt erschlagen werden mit den Worten: „Oh je, siehst Du fertig aus, ruhe Dich mal aus, mach mal langsam, Du musst auch mal an Dich denken und hoffentlich ist das nicht ansteckend!"

Und noch einer: **„Das wird schon wieder!"** - Um meine Nerven zu sparen, kommt hier kein Kommentar!

Hallo MS; Hallo Verständnis - das wir uns wünschen und so oft nicht erhalten.

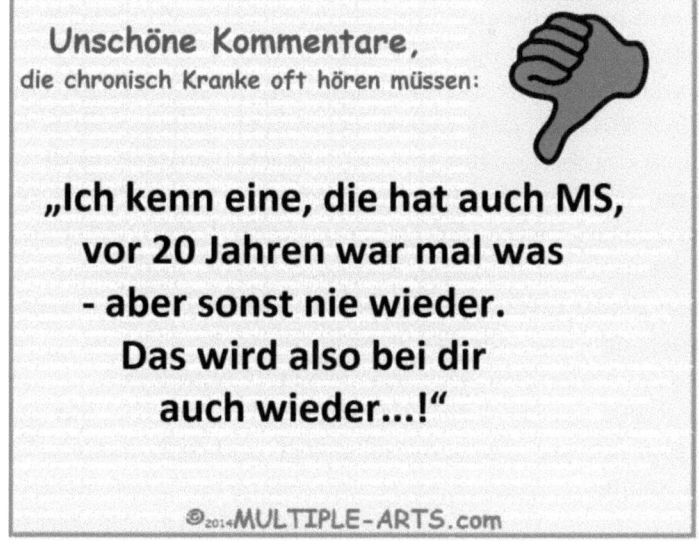

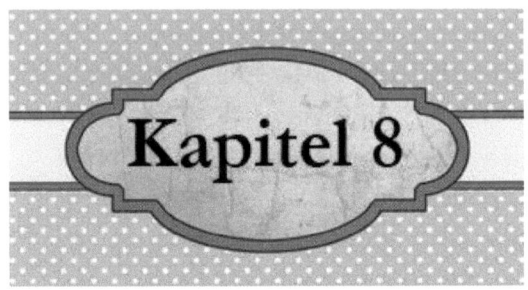

Kapitel 8

Texte & mehr

*Das Leben ist kontrastreich – besonders im Drama

Kontrastreich bedeutet „einen stark ins Auge fallenden Unterschied" und ist somit erst einmal wertfrei zu betrachten.

Kontrast bietet ja auch „viele Facetten", macht Gegensätze und Abweichungen deutlich.

Im normalen Leben macht man sich selten Gedanken um Kontraste. Das änderte sich dann, wenn man aus seiner „Bahn geworfen" wird, wenn beispielsweise eine schwerwiegende (und/oder chronische) Erkrankung plötzlich das Leben bestimmt.

Ich weiß noch, wie es mir anfangs mit meiner MS-Diagnose als absonderlich vorkam, dass meine kleine Welt gerade stillsteht und doch das Leben draußen weiter pulsiert. Bis ich begriff, dass dies ein Segen ist! Denn der Fluss des Lebens zeigt uns - wie auch das regelmäßige Wellenschlagen, sowie die kontinuierliche Ebbe und Flut - dass es immer weiter geht. Frühling, Sommer, Herbst und Winter.... von den Knospen bis zu fallenden Blättern, von Hitze bis zur klirrenden Kälte. Es passiert einfach – die Natur ist im Fluss.

Wir sind mittendrin, aber im Verhältnis klitzeklein.

Wenn also unsere Welt angehalten wird – wie bei mir gerade noch einmal auf Grund der sehr schweren und unheilbaren Erkrankung meines Mannes.

Während wir uns über die Symptome und Behandlung seiner Erkrankung unterhalten und dies von tiefer Trauer und Verzweiflung begleitet ist, muss/darf ich Telefonate für mein Bloggerleben führen, muss rationale Entscheidungen treffen, Verhandlungen führen und so nebenbei noch das Auto zur Inspektion bringen. Das sind KONTRASTE.

Kontraste von tiefer Emotionalität, über Rationalität und Realität. Kontraste zwischen einer Endgültigkeit des Lebens und der Planung eines Lebens.

Gut, das Planen steht auf meiner Seite – mein Mann muss mit der drohenden Endlichkeit dealen. Wir beide dealen mit Verzweiflung, Verlustängsten und Bestürzung. Und doch geht das Leben weiter. Das sind Kontraste, die man im normalen Leben so nicht häufig findet, die aber immer dann auftreten, wenn etwas „anders" und / oder bedrohlich wird.

Trotzdem oder gerade deswegen sehe ich das kontrastreiche Leben aber im Endeffekt als sinnvoll an, denn wir versinken somit nicht im Sumpf der traurigen Emotionen, sondern wir leben im Hier&Jetzt und weiter….

Wir schauen somit nach vorne – auch wenn uns das Angst macht, berechtigte Angst! Trotzdem verweilen wir nicht im Zustand der Verzweiflung, sondern richten unseren Blick vorsichtig und mit viel Organisation und Planung in die Zukunft. Eine sehr ungewisse Zukunft momentan, aber wir treten zumindest nicht auf der Stelle.

Kontraste sind vielleicht auch dazu da, uns auf etwas aufmerksam zu machen. Ohne Schatten kein Licht! Aber auch: Ohne Licht keinen Schatten.

Die Sonne geht jeden Morgen auf – genießen wir also unser eingeschränktes Leben im Hier&Jetzt und üben uns in Zuversicht und Selbstmitgefühl. DAS hilft!

*Geplatzte Träume und neue Perspektiven

Ganz klar, zumindest bei mir: es gab und gibt einige geplatzte Träume. Reisen gehört dazu, da ich das Reisen an sich als „Stress" empfinde und mein Körper mit MS-Symptomen reagiert.

Natürlich ist Reisen mit Multipler Sklerose möglich. Ja, definitiv, aber es gibt auch Fälle wie mich, die zwar sogar körperlich noch recht fit sind, aber die vielen Reize, die Luftveränderung (die Gesunde oder andere chronisch Kranke vielleicht als wohltuend empfinden), den Trubel, andere Gerüche, andere Lautstärke und all das durcheinander, einfach nicht mehr gut verkraften.

Neben der Fatigue, die dann erbarmungslos zuschlägt, ist auch die „Reizüberflutung" eines der möglichen 1000 Gesichter der MS.

Und deshalb können auch Träume platzen, denn selbst, wenn mir jemand eine Afrika- oder Malediven-Reise schenken würde (ich könnte sie nämlich schlicht und ergreifend nicht bezahlen – auch ein geplatzter Traum, denn meine Mini-Erwerbsminderungsrente lässt dies nicht mehr zu), dann müsste ich aus Vernunftsgründen sicherlich absagen. Dafür gibt es ebenfalls 1000 „Gesichter-Gründe".

Aber, mein Motto lautet ja unter anderem:

Mit MS ist das Leben nicht zu Ende, sondern nur ein neuer Anfang!

Das heißt, die Lebenskunst und die sinnvolle Krankheitsbewältigung bedeuten hier, dass ich mich mehr auf das Hier&Jetzt besinne, mehr auf die schönen Dinge in meinem Leben, mehr auf das, was noch geht und mehr auf all die einzigartigen Augenblicke in meinem jetzigen Dasein. :)

Und das funktioniert – ich übe es täglich! :)

Die MS-Perspektive wechseln

Die Krankheit anzunehmen bedeutet auch, nicht ständig mit ihr zu hadern, sondern den IST-Zustand zu akzeptieren und gegebenenfalls diesen „Status Quo" auch immer mal wieder neu anzupassen. Möglichst wertfrei.

Natürlich gelingt das weniger gut, wenn uns ein neuer Schub mit eventuell erheblichen Einschränkungen serviert wird. Hier ist es mit

Sicherheit erst einmal schwer, den neuen „Status Quo" anzunehmen und zu adaptieren.

Dankbarkeit und Perspektivwechsel

Aber mit Dankbarkeit, dass es (noch) ist, wie es ist, kann man die Perspektive Schritt für Schritt verändern.

Meine geliebten Urlaube (drei Mal im Jahr) in Portugal kann ich aus vielerlei Gründen nicht mehr so wahrnehmen wie früher. Das löst natürlich Trauer, Wehmut und auch etwas Wut in mir aus – denn das hat mir die MS genommen.

Aber: wir haben seit sieben Jahren unseren Seelenhund Smiley aus dem Tierschutz adoptiert und mit ihm ist ein neues Glück bei uns eingezogen und auch neue Urlaube, die auch für mich besser funktionieren. (Beispielsweise Holland am Meer).

Außerdem hat sich meine Familie um drei Enkelchen erweitert und neue LIEBE, neue Fröhlichkeit und Genuss sind ebenfalls eingezogen. :) Nun bin ich Omi mit Vergnügen und mit viel viel Liebe, mit Freude und meiner MS angepassten Ausdauer. Und dies nimmt Zeit in Anspruch, die mich so ausfüllt, dass ich die vielen Urlaube beinahe vergesse.

Das Leben geht weiter – immer.

Es nimmt auch keine Rücksicht auf uns: **WIR sind es, die lernen müssen, UNS zu berücksichtigen.**

- ✓ Uns, unsere Werte, unsere Erwartungen & Wünsche, unsere Gesundheit, unsere Stärken und auch unsere Schwächen und Beeinträchtigungen.
- ✓ Wenn wir lernen, UNS mit diesem großen Paket anzunehmen, dann leben wir mitten in der Dankbarkeit, die uns Zufriedenheit beschert, die uns auch hoffnungsvoll nach vorne blicken lässt.

Sich wertfrei annehmen

Es ist wichtig, dass wir lernen, uns und unsere Einschränkungen wertfrei anzunehmen, um sie möglichst sinnvoll in unseren (MS)- Alltag integrieren zu können und dass wir Freude, große Freude und ERFÜLLUNG in den Dingen und Ereignissen finden, die wir erleben können. Jene, zu denen wir die Kraft aufbringen können und auch die Energie. Wenn wir mehr im Hier& Jetzt leben, dann fehlt uns auch nicht so viel. Diese Perspektive anzuschauen, lohnt sich. **Denn wenn uns nicht mehr so viel fehlt, haben wir auch weniger Grund traurig zu sein und alten Erlebnissen nachzutrauern.**

Ich wünsche uns allen, dass uns das gelingen möge. :) ©2018

*Irgendwie klebt die MS an uns – beharrlich und mit großer Intensität

Irgendwie klebt die MS an uns. Schleimig und doch so fest, wie Sekundenkleber, der für ein Leben lang hält. Das geeignete Lösungsmittel habe ich noch nicht gefunden? IHR???? ;)

Und sie klebt so viele Symptome zusammen, dass sie manchmal noch kaum auseinanderzuhalten sind.

Die MS und ihre 1000 Gesichter haften an uns – unfreiwillig.

Sie pappen sich an, vermischen sich – das scheint eine hochexplosive Mischung zu sein, die sich die MS da ausgedacht hat – und saugen sich fest.

Die FATIGUE ist besonders hartnäckig, sie ist fest zusammengeschweißt mit anderen Symptomen, wie Kraftlosigkeit, Schwäche, Übelkeit, Ohnmachtsgefühlen und sorgt dann noch für schwer Beine, Koordinations- und Gleichgewichtsstörungen.

Der Schwindel ist beim Anleimen wohl festgeklebt – völlig in sich verleimt und bleibt einfach unwiederbringlich hängen.

Alles ist irgendwie zusammengekittet – unlöslich. Kein schöner Zustand. Eher zerstörerisch, aufbrausend und noch kräfteraubender, da der Klebstoff noch dazu mit der Zeit verhärtet.

Aber was ich mir immer ins Gesicht „klebe", das ist ein Lächeln, denn nicht der am stärksten haftende Kleber wird mich besiegen – ich halte ihm Stand und hoffe ab und an auf ein kleines wirkendes Lösungsmittel, das mir hilft, diese verklebten Zeiten zu überstehen und auf das große WUNDER, dass es irgendwann ein gutes effektives Lösungsmittel geben wird!

Vielleicht kleben wir unterdessen einfach ein Pflaster drauf? ;)

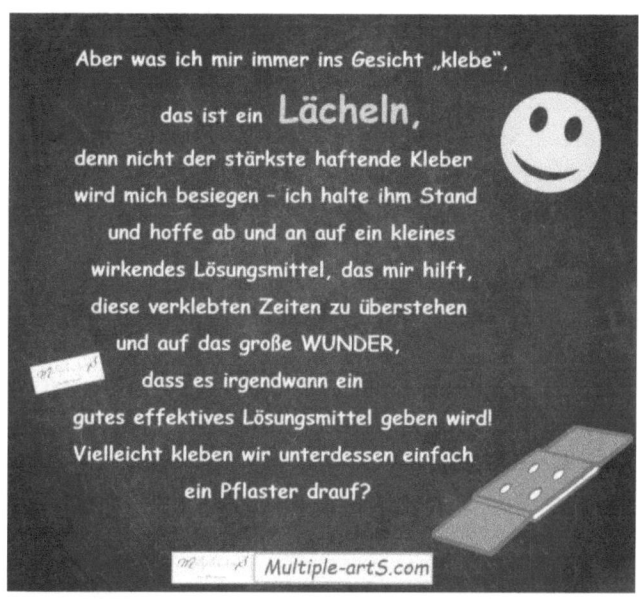

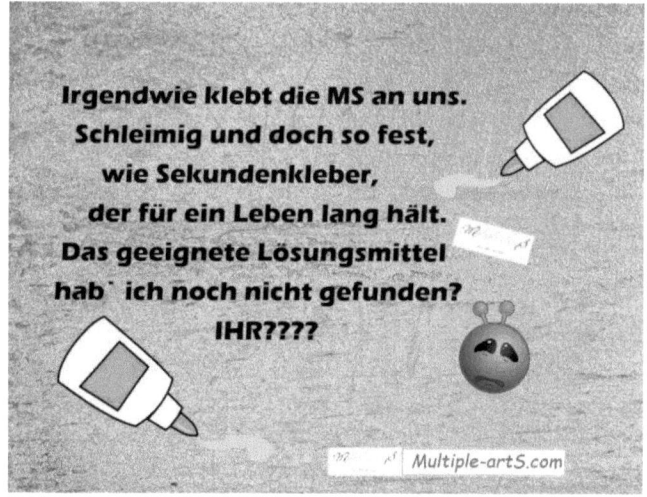

*"So schlecht kann es ihr ja nicht gehen, wenn sie sooo viel macht!"

Diesen und ähnliche Sätze („Du siehst aus wie das blühende Leben!") kennen sicherlich viele chronisch Kranke. Mittlerweile kann ich (zum Glück) nur noch müde darüber lächeln – es mag sich keine Aufregung mehr einstellen und das ist auch gut so. Ich weiß noch, wie verletzend diese Sätze für mich waren, als ich um die Anerkennung meiner Erwerbsminderungsrente gekämpft habe. Mitten im Sturm bekommt man anschuldigend suggeriert, dass man ja „eigentlich" gar keine Verrentung bräuchte.

Wenn Außenstehende so etwas sagen, ist es die eine Sache, wenn es MS`ler sagen, womöglich noch vorwurfsvoll oder neidbesessen, dann ist es eine traurige Angelegenheit.

Wer steckt im Körper des Anderen? Wer kann sich 100%ig vorstellen, wie es dem Anderen geht???

Und wer sieht diese nach außen so starken Menschen in ihren schwachen Minuten? Zuhause, eingeigelt und traurig???

MS ist die Krankheit der 1000 Gesichter und in Gesprächen mit anderen MS`lern stellen wir immer wieder - manchmal gar selbst überrascht - fest, wie unterschiedlich die jeweiligen Symptome sind.

Manchmal könnte man meinen, es handele sich nicht um die gleiche Erkrankung. Der eine sieht von außen betrachtet „unversehrt" aus, kann gut laufen, der andere hinkt, der nächste sitzt im Rollstuhl. Eines vereint sie: ihre Erkrankung MS!

Und wir wissen ja eigentlich auch, dass derjenige, der im Rollstuhl sitzt, vielleicht am wenigsten von anderen Symptomen betroffen ist und umgekehrt. Alles ist möglich! Der Super-Gau ebenso wie das absolut positiv Überraschende.

Es ist wichtig, dass wir diese Unterschiedlichkeiten alle nach „Außen" kommunizieren – um Missverständnissen vorzubeugen, um über eine solche merkwürdige Krankheit aufzuklären und auch, um zu zeigen, was tatsächlich TROTZ dieser so unterschiedlichen Verläufe doch alles möglich ist.

Der „Rollstuhlfahrer" traut es sich vielleicht einfach und ohne große Bedenken zu, eine weite Anfahrt via Bahn zu unternehmen, während der äußerlich nicht sichtbar Gehandicapte eventuell schon allein bei dem Gedanken an eine Reise beinahe eine Fatigue mit allen Anzeichen/Symptomen bekommt. Niemand kann in den andern hineinschauen. Deshalb ist es so wichtig, den anderen „ganz natürlich und einfach anzunehmen" - in seiner Ganzheit, mit all seinen Schwächen und vor allem auch mit all seinen Stärken.

Kämpferherzen sind stark - sie leben ihren Alltag TROTZ sichtbarer und/oder unsichtbarer Symptome.

Mir fällt beispielsweise in meinen Ruhepausen, die mein geschwächter (nach außen hin unversehrter Körper) so dringend einfordert, das Schreiben sehr leicht, weil ich damit auch Vieles verarbeiten kann…. Für andere wäre das undenkbar, so wie es für mich nicht vorstellbar wäre, in solch einer Phase ein langes Telefonat zu führen. Das sind Beispiele, die aber zeigen, wie unterschiedlich jeder Mensch ist und wie viele, wirklich 1000 Gesichter die MS hat! ☺

Also ist mein Fazit: uns geht es manchmal gut oder sehr gut, manchmal schlecht und auch sehr schlecht, aber wir machen immer das Beste daraus - und geben damit ein Signal:

> **Wenn wir wirklich unser Bestes geben, dann zeigen wir unserem eigenen ICH, dass wir es packen KÖNNEN und unseren Angehörigen, dass wir gewillt sind, es zu schaffen.**
> **Solche Signale sind wichtig und sie zeugen von Zuversicht, Optimismus und Lebensfreude – auch, wenn es andere nicht verstehen können.**

Ja: „Soooo schlecht kann es mir gehen" und doch arbeite ich daran, diese Phase oder diesen Moment mehr als gut bewältigen und überwinden zu können.

Coping nennt man das. ☺

Das ist der Tanz durchs Leben; Hallo MS; Hallo Lebensfreude!

Meinst DU, meine **Beschwerden** seien ein

SCHWINDEL ???

Glaubst Du wirklich, ich würde es mögen

1. zahllose schmerzhafte Prozeduren über mich ergehen lassen zu müssen?
2. die schrecklichen Nebenwirkungen meiner notwendigen Medikamente ertragen zu müssen?
3. Freunde zu verlieren?
4. unfähig zu sein, Dinge zu tun, die ich liebe?
5. meine Karriere auf's Spiel zu setzen oder meinen Job zu verlieren?
6. evtl. nicht mit meinen Kindern spielen zu können?
7. immer wieder bewertet und falsch beurteilt zu werden?

DENKE NOCH EINMAL NACH !!!

*Abgrundtiefe grenzenlose Erschöpfung ist mehr, als nur müde zu sein

Im Leben mit MS ist oft unweigerlich die abnorme Erschöpfung – FATIGUE - mit im Team. Wenn auch als unfairer Teamplayer!

Es ist keine Übertreibung, wenn wir sagen, dass wir die ganze Zeit müde sind. Immer. Minütlich, stündlich...tagelang....
Natürlich erwähnen wir das nicht ständig, denn wir möchten ja wiederum niemanden mit unseren Geschichten erMÜDEN! ;)

Denn wer möchte schon immer die gleiche langweile Geschichte des „MÜDE" hören???
Andererseits kann man mal locker davon ausgehen, dass sich mindestens einmal am Tag irgendjemand in unserem Umfeld, der aber glücklicher Weise vollkommen gesund ist, darüber beklagt, wie müde er sei. Die Krönung ist dann noch, wenn derjenige sagt: „Ich bin manchmal so müde - das kannst Du Dir nicht vorstellen!".
Hahahaha!
Meistens lächelt man dann einfach „höflich", beziehungsweise lächelt man eigentlich müde! ;)
Und manchmal ist man einfach nur müde vom Reden, Erklären, Rechtfertigen......
Aber natürlich fragt man ja umgekehrt auch nach.... Die übliche Antwort ist ja meistens, dass das Gegenüber müde vom „langen TV-Abend ist". Oder auch: „Ich konnte nicht schlafen, denn mein Partner schnarcht", oder sogar: „Ich hatte eine heiße Nacht!". Tja, was soll man dann dazu sagen? Wieder und wieder erklären, dass wir schon längst eine solche Nacht nicht mehr „durchmachen" KÖNNEN?

Chronisch Kranke haben kein Sonder-Jammer-Recht! ;)

Andererseits ist ja auch klar, dass nicht nur diejenigen, die chronisch krank sind, das Recht haben, sich über eine Erschöpfung beschweren zu dürfen – das Recht hat nämlich JEDER!

Denn schließlich ist das Leben kein Wettbewerb und es gibt sicherlich auch keinen „Sieger" zu erküren: „Wer hat die größte und schlimmste Müdigkeit?"! Das wäre ja abartig.

Aber was sehr frustrierend und (wahrscheinlich unabsichtlich) unsensibel ist, ist diese lapidare unbedachte Antwort uns chronisch Kranken gegenüber, wenn wir unsere Erschöpfungsgefühle ausdrücken: „Ja, das kenne ich auch!"!

→ **NEIN, das kennst Du so nicht! Definitiv nicht!**

<u>Denn es ist eine ganz einfache Tatsache: Es ist NICHT das Gleiche!</u>

All das, was ein gesunder Mensch als müde machend empfindet, ist nicht dasselbe wie die abnorme chronische Müdigkeit.

FATIGUE und Erschöpfung bei MS

Erschöpfung ist für chronisch Kranke nicht nur ein Gefühl, wie beispielsweise nicht genügend Ruhe gehabt zu haben.

Es ist ein Schmerz. Ein ständiger und unerbittlicher, schleichend schleppender holpriger kräftezehrender schwerer Weg durch den Tag.

→ Die Beine und Arme sind wie mit Blei behangen und stellen uns somit vor die Schwierigkeit mehr als ein paar Schritte gehen zu können (das ist auch oft so, wie gegen eine Wand, eine Gegenstromanlage unter Wasser (!) anlaufen zu müssen); man fühlt sich völlig benommen (= Hirnnebel, Verwirrung); selbst leichte Atemnot kann vorkommen und einfache Aufgaben können zu Mammutaufgaben mit einer übermenschlichen Kraftanstrengung werden.

→ Alles ist härter, anstrengender, schmerzhafter und kräfteraubender. Selbst das Denken und Reden fällt schwer. Die Konzentration aufrechtzuerhalten und zusammenhängende Sätze zu sprechen ist wie Chinesisch mit Ohrstöpseln zu lernen.

All dies mag für Außenstehende recht dramatisch klingen – es klingt wie eine außerirdische Beschreibung eines sonderbaren Aliens. Und doch ist es nichts anderes als unser Alltag! Unsere Realität.

Vielleicht nickt unser Gegenüber sogar zustimmend, wenn wir dies erklären - aber höchstwahrscheinlich wird er an der Schwere des Problems seine Zweifel haben.

Ob er es uns glaubt???

Es ist einfach sehr frustrierend, wenn wir das so erleben, aber gleichzeitig erwartet man schon nichts anderes mehr. Es ist auch schwer, diese Form der Müdigkeit zu begreifen, diese immerwährende drohende Ohnmacht... Und womöglich sieht man sie uns noch nicht einmal an...

➔ **Wir sind aber darauf angewiesen, dass man uns glaubt. Denn dieses Verständnis ist die größte Hilfe, die es für uns geben kann – dann müssen wir uns nämlich nicht auch noch erklären, wenn wir ohnehin schon nervlich, seelisch und körperlich am ENDE sind!**

Ebenso liegt es auf der Hand, dass mit Schlafmangel und andauernder Erschöpfung als Folge, auch Stimmungsschwankungen einhergehen können. Denn wer kann diesen Zustand einfach so wegstecken? Manchmal sind wir vielleicht gereizt, aufbrausend, sogar ängstlich und vor allem eins: deprimiert.

➔ **Denn diese Fatigue kommt bei MS ja noch zu all den anderen Beeinträchtigungen und Symptomen hinzu. Sie ist nicht isoliert da, sondern oft auch Folge der Läsionen im Gehirn.**

Ein Mangel an echten Ruhephasen und wahrhaftigen Erholungsphasen bedeutet, dass unser ohnehin müder und beeinträchtigter Körper keine Zeit hat, sich von den Belastungen und Anstrengungen des Alltages zu erholen. Dies führt sich fort: am nächsten Tag und dem übernächsten ... und am Ende der Woche fühlen wir uns dann oft reif für „die Insel"!

Und es gilt: Wir können sogar an unseren arbeits- oder stress-freien Tagen erschöpft sein: das ist schlicht und ergreifend unsere Realität und es ist noch dazu umso ärgerlicher für uns, denn auch wir wünschen uns ein tolles Wochenende oder einen lustigen Abend mit Freunden.

Die Gefahr ist noch dazu, dass sich viele chronisch Kranke mit dem Erschöpfungs-Syndrom sozial isolieren (oder isoliert fühlen), da sie es gar nicht mehr schaffen, einen Kinofilm beispielsweise zu Ende anzuschauen oder einen Abend mit Freunden durchzustehen.

Außerdem kommt dann ja oft noch erschwerend die Reizüberflutung noch hinzu, die bei MS (und anderen chronischen Erkrankungen) ja ebenfalls nicht selten ist. Eine Spirale also, die selbst die engsten Beziehungen belasten kann.

Und natürlich können wir wiederum nicht erwarten, dass die Menschen um uns herum dem Winterschlaf nachgehen, sobald unsere Füße die Schwelle überschreiten. ;)

Das Leben pulsiert, wir mittendrin – das heißt, wir müssen eine Lösung finden, wenn wir lebendig teilhaben möchten.

Es ist nicht einfach, diese Spirale zu durchbrechen und eine sinnvolle Gratwanderung für alle Beteiligten zu finden. Denn unsere Freunde und Partner fühlen sich ja ebenfalls eventuell unwohl und auch alleine, wenn wir so extrem erschöpft sind. Ganz klar ist nämlich auch: Sie bekommen dann leider auch nur „ein bisschen" von uns ab und nie das Ganze! :(

Denn wenn wir oft zu müde sind, um miteinander zu plaudern, gemeinsam zu essen, gemeinsame Aktivitäten zu genießen oder einfach nur zu müde zum „Zusammensein" sind, kann dies auch für den Partner (insbesondere!) und Freunde schwer sein. Schwer und sehr belastend, denn auch sie müssen dann einen Weg aus der eventuellen Isolation herausfinden und einen sinnvollen Umgang mit dieser Problematik erlernen und praktizieren. Denn ihr Leben muss und soll ja auch gelebt werden – in all seiner Fülle.

Wenn man das unglaubliche Glück hat, Menschen um sich herum zu haben, die verstehen, dass Erschöpfung **echt und schwächend** ist und dass diese lieben Menschen auch nicht werten oder verurteilen, dann ist man in einer sehr privilegierten Lage. :) Wenn sie dann noch zuhören und fragen ob und wie sie helfen können, hat man sicherlich einen Hauptgewinn gezogen! :)

Das Gespräch suchen

Wichtig ist deshalb – das erwähne ich ja auch in anderen Situationen und in meinen Büchern oft – dass wir einen offenen Dialog mit den für uns wichtigen Menschen suchen, dass wir genau erklären, wie es uns geht, wie wir uns dabei fühlen und welche Wünsche und Erwartungen wir haben. Und umgekehrt müssen wir uns die Wünsche unseres Gegenübers anhören. Nur im guten Gespräch lassen sich auch Lösungen finden, mit denen alle Beteiligten zufrieden sein können.

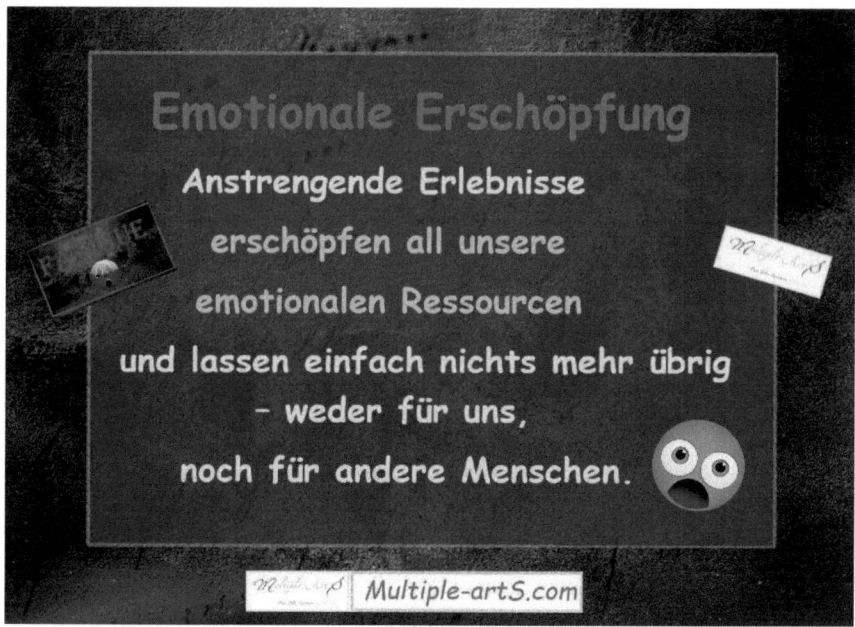

*MS`ler haben bestimmt ein beschädigtes Navigationssystem

Wenn man davon ausgeht, dass ein Navi technische Verbindungen herstellen und vor allem sicherstellen soll, dann könnte man sagen, dass wir ein kleines Navi im Gehirn haben. Was aber, wenn dieses Navi ausfällt, die Leitungen unterbrochen werden? Dann irren wir umher.

> ➢ **Hallo MS! Hallo und herzlich willkommen in unserer Welt!**

Ein Navigationssystem ist ein technisches System, das mit Hilfe von Positionsbestimmungen eine Zielführung zu einem gewählten Ort unter Beachtung gewünschter Kriterien ermöglicht.

Es besteht aus einer Empfangseinheit, die Funksignale (☞in unserem Hirn die Signale über die Nervenleitbahnen) mehrerer kodierter Sender (☞Nerven) auf ihre Laufzeit (☞Weiterleitung) hin untersucht. Aufgrund dieser Daten berechnet es seinen aktuellen Standort (☞quasi die aktuelle Tagesform).

„Die sichere Berechnung ist möglich, sobald drei Signale empfangen werden." – Haha, da können wir doch nur lachen… ;)

Außerdem heißt es, dass man bei kurzzeitigem Signalausfall Systeme braucht, die die aktuelle Position extrapolieren. **☞Und hier spielt unser Gehirn, wenn es MS hat, nicht mehr gut mit. Wenn es Ausfälle gibt, sind sie manchmal behandelbar, aber leider auch oft dauerhaft! Kein Signal mehr möglich!**

„Bei mobilen Geräten muss die Software die Berechnung leisten: Fällt das Signal aus, gehen diese Systeme davon aus, dass der Fahrer sich an die vorgegebene Route hält und seine Geschwindigkeit nicht ändert."

☞DAS würde ich mir auch mal von meinem Gehirn wünschen: Fällt ein Signal aus oder wird unterbrochen, dürfte es gerne automatisch weitermachen – und zwar RICHTIG!

Manche Navigationssysteme werden ja mit einem Warndienst für Radarfallen oder Blitzer an Ampeln ausgestattet. DAS würde ich mir ebenso für mein Gehirn wünschen: ☞Ein Warndienst, der mir mitteilt, wann das nächste Signal ausfallen wird oder der mich vor „Ameisenknochen" auf Gehwegen warnt und ich nicht mehr über **nicht Sichtbares** stolpere. ;)

Ein Navi, das mir den Weg weist, wenn ich wieder mal vergessen habe, wo ich hinwollte und was ich dort wollte…

Ein Navi, das mir bei der allgemeinen Orientierung hilft …und mich somit meinen MS-Alltag besser bestreiten ließe…

Ein Navi, das mir jede Erhöhung, jede Steigung rechtzeitig anzeigen würde…

Ein Navi, das mir Stress-Level rechtzeitig aufdecken würde …

Ein Navi, das mir direkt hilft, wenn ich wieder einmal Wortfindungsstörungen habe…

Ein Navi, das mir hilft, meine abartige Fatigue zu überwinden – aus dem Dschungel der Fatigue herauszufinden und sicher zu landen…

Ein Navi, das mich informiert, wenn gerade meine Synapsen Tango tanzen und sich nicht mehr entwirren können….

ABER: es sollte sich klar und deutlich ausdrücken können – nicht, dass es wieder zu Verwirrungen führt ;)

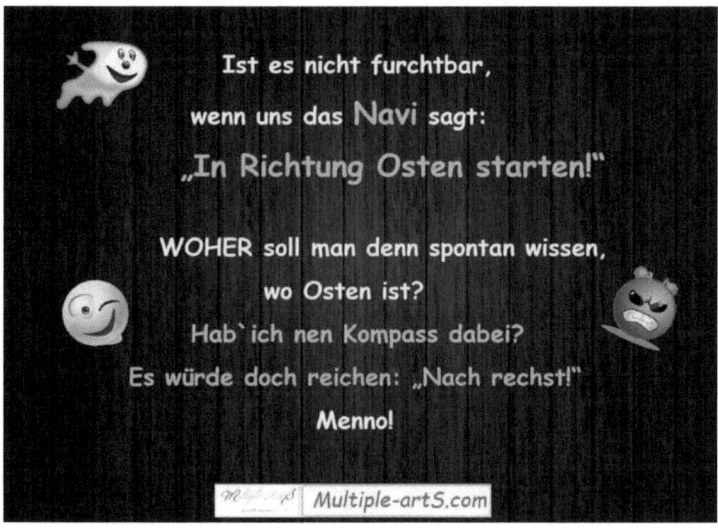

Ja, so ein Navi wäre toll oder? ;)
(Infos von: https://de.wikipedia.org/wiki/Navigationssystem)

Anmerkung: Es folgen ein paar Blogtexte, die sich auch auf meine momentane (2019/2020) Situation beziehen: Mein Mann ist sehr schwer an einem unheilbaren Tumor erkrankt und diese Situation fordert mich mit meiner MS noch zusätzlich. Aber ich möchte meinen Lebenswillen und meinen Optimismus mit allen Lesern teilen und füge diese Texte deshalb auch in das Buch ein.

Natürlich haben wir uns verändert…

Natürlich haben wir uns verändert….

Wenn man sich gar nicht verändern würde, wäre das immerhin auch nicht ganz normal. (Dazu gibt es von Berthold Brecht eine Aussage: *„Ein Mann, der Herrn K. lange nicht gesehen hatte, begrüßte ihn mit den Worten: ‚Sie haben sich gar nicht verändert.‘ ‚Oh!‘ sagte Herr K. und erbleichte.“*)

Aber natürlich verändern wir uns, wenn wir es bei uns selbst oder einem Partner mit einer schweren Krankheit oder einem Schicksalsschlag zu tun bekommen.

Denn: Die Situation verändert sich. Unser Leben verändert sich. Von Grund auf. Verheerend, Angst machend!

Zwangsläufig verändern wir uns, weil die äußeren Umstände sich ändern.

Als selbst Betroffener, wie auch als Angehöriger spürt man beispielsweise im Moment der Diagnosestellung einen Schock und je nach Krankheit musst man sich auch komplett umstellen und auf die neuen Gegebenheiten einstellen. Man muss mit Umständen dealen, die man nie erwartet hätte, steht plötzlich als Kämper da und ist völlig verheddert im Knoten der Ängste, Sorgen und Beeinträchtigungen.

Bis sich so ein Knoten entwirrt…. das dauert…. Und währenddessen „wurschtelt“ man sich durchs Leben: mal besser, mal schlechter.

Wenn ich meine Fatigue betrachte, dann habe ich mich nach außen hin verändert – denn das haben mir vor vielen Jahren einige „Freunde“ gespiegelt: es war plötzlich kein „Verlass“ mehr auf mich, ich musste bei Partys früher gehen oder konnte gar nicht erst teilnehmen.

Manche Vorwürfe waren grotesk, aber daran sieht man, wie viele Missverständnisse uns so oft im Wege stehen.

Natürlich verändert es mich, wenn ich nicht mehr das leisten kann, wie die Person, die ich vor der Diagnose war.

Und natürlich verändert es mich (und meinen Mann), wenn wir nun mit einem so aggressiven Krebs zu kämpfen haben.

Freunde möchten helfen und das machen sie mir auch immer wieder deutlich (einige ;)). Darüber freuen wir uns auch aufrichtig!

Ohne diese Hilfe und die aufmunternden Worte wären wir verloren....

Aber manche Hilfe wäre in unserer momentanen Situation einfach zu viel.

Wenn mir jemand einen Kuchen backen und vorbeibringen möchte, dann weiß ich, dass sich die „Angelegenheit" nicht an der Tür regeln lässt, sondern man bittet den Helfenden herein und zack ist man voll aktiv, muss eventuell noch Kaffee machen und so weiter. Das heißt, die Ruhe, die man in solchen Situationen braucht (aber da ist natürlich auch jeder anders), die würde dann unterbrochen. Das hat nichts mit der Person an sich zu tun, sie würde unter anderen Umständen mit Sicherheit herzlich willkommen sein, sondern es hat damit zu tun, dass wir beide sehr kraft- und energielos sind und unser Energie-Management, das wir so dringend brauchen und auch „organisieren/planen", wäre dahin. Die Folgen könnten fatal sein, denn wenn ich meinem Mann helfen möchte und ihn versorgen muss, dann MUSS ich dafür fit genug sein und das geht nur mit dem erwähnten Energie-Management.

Auch wenn uns jemand etwas kochen möchte, oder bügeln... es ist immer auch mit einem Besuch verbunden – und ganz ehrlich: ich glaube die Wenigsten würden wirklich direkt wieder gehen oder mich liegen und Ruhe halten „lassen"...

Rührend ist es, und das erleben wir momentan oft, wenn Freunde etwas vorbeibringen, indem sie es vor unsere Haustür stellen und mir dann eine Message schreiben, dass sie dort etwas hinterlassen hätten. So bekamen wir auf diese Weise schon Kuchen, Adventskalender, Büchlein, Karten, Plätzchen, Blumen und so weiter! Auch per Post bekommen wir liebevolle Päckchen.

Das macht dankbar, unendlich dankbar und zündet sozusagen in unserem Dunkel ein Lichtlein…. Es erhellt unser Leben und das ist wundervoll!

Natürlich verändern wir uns…

Denn: all das hinterlässt Spuren. Ein Alltag, der (in meinem Fall) auf dem Bewältigen der MS basiert und nur mit gut geplantem Energie-Management möglich ist UND der nun noch als helfende Pflegeperson agieren muss – das schlaucht. Das raubt kaum vorhandene Kräfte.

Telefonate führen mit Ämtern, Banken, Versicherungen, Krankenkassen und MDK; mit dem Hospiz (was hoch emotional besetzt ist und dementsprechend auch fertig macht); Pflegebett bestellen und organisieren…. DAS ist mein Alltag, der für mich als MS`ler mit Fatigue viel zu voll ist.

Zum GLÜCK habe ich auch viel Hilfe meiner Familie und auch eine liebevolle und zuverlässige Gassi-Geherin. Ohne dieses Netz würde auch rein gar nichts funktionieren, da ich mit meiner MS dann völlig überfordert wäre.

Ich merke jetzt schon, dass meine Ruhepausen dem Alltagsrhythmus meines Mannes unterworfen und somit auch nicht mehr ganz so nachhaltig sind. Das ist momentan einigermaßen ok – noch. Und auch, weil ich starke Beruhigungsmittel nehme, die mir diese Kraft und auch eine gewisse Gelassenheit geben. Außerdem nehme ich momentan so viel CBD ein, dass mir das zwar enorm hilft, aber in meinem Geldbeutel ein Loch hinterlässt! ;)

Aber nichts ist mehr wie es war und wir wissen, dass das Leben so endlich ist, so ungerecht und dramatisch. Auch damit muss man erst einmal klarkommen.

Wie mag es tief drinnen meinem Mann gehen, der weiß, dass er nur noch eine begrenzte Lebenszeit hat??? Wie fühlt man sich da? Selbst ich als so nahe Angehörige kann es nur ahnen. Man blickt in den eigenen Abgrund.

Und auch ich muss mit dieser unaufhaltsamen Tatsache dealen. Auch ich muss damit zurechtkommen, dass mein Mann nicht mehr ewig lebt – und ich zurückbleibe. Was kommt dann? Was sagt meine MS dazu? Und wie schaffe ich das???

DESHALB verändern wir uns, weil nichts mehr ist wie es war. **NICHTS! Gar nichts!**

Wir sind in einem Sumpf, im Albtraum und in der Hölle, wir schmoren dort in der Ungewissheit und mit der Angst.

Und doch leben wir und lachen, schmunzeln und freuen uns an vielen Dingen. Denn das ist auch Leben – neben diesem Abgrund.

Wir funktionieren, gehen einkaufen und erledigen in Routine so Einiges. Neben der Bedrohung. Das verändert und raubt Kraft!

Es raubt so unfassbar viel Kraft, dass wir manchmal noch nicht einmal die Kraft haben zu telefonieren…

Liebe Freunde, bitte versteht das – wir würden auch lieber fit sein und zu Partys gehen können – wir würden so gerne normal am Leben teilhaben können. Aber es geht nicht. Wir sind nicht komisch geworden, wir sind äußerst belastet und müssen auf uns achten, **damit die Last nicht über uns zusammenbricht.**

Halleluja!

Es ist wie es ist.

Leben ist JETZT!

*Sehr oft werde ich gefragt…

Sehr oft werde ich gefragt, wie ich es in meiner momentanen Situation - mit einem schwerstkranken Mann - schaffe, glücklich zu sein.

Ganz „einfach": Ich habe beschlossen glücklich zu sein. Ganz nach Lawrence Durrell: „Das Glück beruht oft nur auf dem Entschluss, glücklich zu sein."

Natürlich gibt es Tage, Stunden und Minuten, in denen ich tieftraurig, verzweifelt und voller Angst bin. In denen in weine und keinen Ausweg sehe. Es wäre auch komisch, wenn das nicht so wäre.

Aber im Grunde genommen ist es doch so: Wenn ich NUR weine und traurig bin, ändert sich an der Erkrankung und an unserer Situation nichts. Wenn ich auch mal lache und versuche fröhlich zu sein, ändert sich zwar auch nichts, aber: Man kann die Situation leichter tragen. ;)

- ➢ **Das bedeutet nicht, dass ich mit einem aufgesetzten Lachen durch den Tag renne.**
- ➢ **Es bedeutet, dass ich mir die Freude, die geblieben ist, wie zum Beispiel meine Enkelchen und schöne andere Momente, nicht nehmen lasse.**

Und wie ich es bereits durch die MS gelernt habe: Ich genieße diese Momente doppelt und dreifach und so tragen sie mich auch über diese dunklen Phasen und Momente hinweg.
©2019

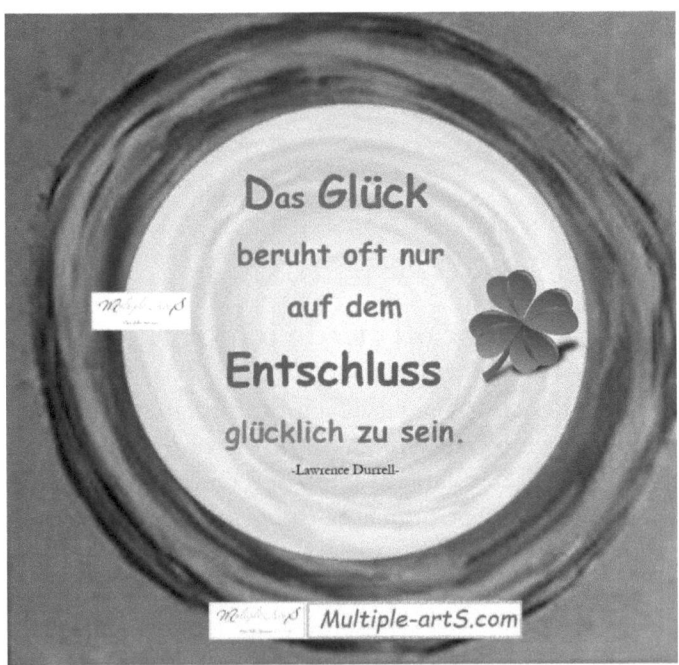

Sich glücklich fühlen können, auch ohne Glück, das ist Glück!

Marie von Ebner-Eschenbach

Glücklich zu sein – so sagt man – ist oft eine Sache der Einstellung. Auf jeden Fall ist es eine Angelegenheit der Perspektive.

Ich bin wirklich ein durchaus glücklicher Mensch. Dankbarkeit ist auch hier der Schlüssel.

Ich schaue auf das GUTE in meinem Leben; auf das, was ich alles kann und habe. Und nicht auf das, was ich nicht kann und was ich nicht habe.

Ich bin glücklich und dankbar, dass ich BIN, dass ich glücklich verheiratet bin, zwei tolle Kinder samt Schwiegerkindern und nun auch schon 3 wundervolle Enkelchen habe. Ich habe einen Beruf, der mich ausfüllt – ich kann bloggen und schreiben und das sogar noch als „therapeutisches" Schreiben bezeichnen. Ich kann etwas Sinnfüllendes und mir dabei sogar etwas Gutes tun.

Ich habe ein Dach über dem Kopf, fühle mich in meinem Häuschen wohl, habe genug zu Essen und zu Trinken und kann mir sogar das Eine oder Andere leisten.

Ich habe ein rundum glückliches Leben. Auch, wenn es gestört wird: gestört von meiner MS, die gerne mal zickt und die mir auch viel Lebensqualität nimmt. ABER: ich lebe und kann noch mein Leben (eingeschränkt) genießen! Das ist ein Geschenk.

Natürlich könnte man es auch als Pech bezeichnen und irgendwie ist es das ja auch – musste ich eine so unkalkulierbare und unheilbare Erkrankung bekommen!?! Aber nun kommt es auf die Perspektive an: ich kann noch vieles mit meiner MS machen und verglichen mit anderen Betroffenen geht's mir einigermaßen gut. DAS ist meine Perspektive! Es könnte ja auch noch schlimmer sein!

Und ja, ich habe einen todkranken Mann Zuhause und das verlangt enorm viel von mir (und meiner Familie) ab. Es ist manchmal alles so schlimm, dass ich zusammenbreche und kaum noch weiß, wie ich wieder aufstehen kann. Aber ich rappele mich auf – immer und immer wieder! Es ist wirklich ein Drama, ein Balanceakt und das verbunden mit Angst und Verzweiflung – und mit meiner MS! Ein Super-Gau!

189

Und doch bin ich dankbar, dass wir viele tolle, aufregende, inspirierende und liebevolle Jahre zusammen hatten. Das ist nicht selbstverständlich und dafür bin ich dankbar. Ich leide unter der momentanen Situation, aber ich bewahre mir die schönen und guten gemeinsamen Zeiten und so kann ich auch mitten im Drama glücklich sein.

Hätte Glück eine messbare Skala, wäre es momentan nicht auf dem Höchststand, aber schon in der oberen Hälfte.

Denn ich habe so viel anderes, das mir guttut und mich im Gleichgewicht hält – meine Familie und die drei kleinen süßen Wunder, die mir mit reiner Liebe und vor allem wertfrei begegnen. Sie leben im Hier&Jetzt und das zeigt mir klar, wie wichtig es ist, sich voll in der Gegenwart aufzuhalten. Abseits von Zukunftsängsten und Sorgen, sondern JETZT. Jetzt genießen, jetzt lachen und glücklich sein. Es gelingt mir. Wirklich. Und diese wundervollen zauberhaften Momente tragen mich über die schweren und angsteinflößenden Zeiten, die ich momentan mit meinem Mann erleben muss.

Ich kann sagen: ich bin glücklich, auch wenn das scheinbare GLÜCK so weit entfernt ist, weil mich gerade viele Schicksalsschläge treffen.

Ich habe ein ganzes Buch zum Thema „GLÜCK" gefüllt – und nun, ein paar Jahre später, könnte man meinen, dass mich das Glück verlassen habe. Hat es vielleicht auch. Und trotzdem kann ich Glück verspüren und Augenblicke des Glückes genießen. Mitten im Drama.

Das ist nicht immer einfach, aber wenn man sich wirklich auf das GUTE in seinem Leben besinnt, dann kann man es schaffen.

Auf die Perspektive kommt es an.

Und ich möchte das viele kleine Glück in meinem Leben nicht missen – im Gegenteil: ich koste es umso mehr aus, je mehr es schwierig und verfahren wird. Nur so kann ich meinen Lebensmut behalten und mich von ihm tragen lassen!

Hallo MS; Hallo Glück und Perspektivwechsel; Hallo Leben – ich bin noch da! ©2019

Was sollten Freunde und Angehörige über Dein Leben mit MS wissen?

Jeder Tag mit einer chronischen Erkrankung ist anders. Die Symptome variieren und emotionale Herausforderungen, Stress und Lebensverpflichtungen ändern sich ständig. Es ist deshalb für Außenstehende schwer zu ahnen, was Betroffene fühlen oder wie sie sich selbst mit der Erkrankung erleben. Nicht jeder kann offen darüber sprechen, manche ziehen sich sogar zurück.

Das Problem ist, dass Außenstehende gerne Pläne machen und dabei die Tatsache vergessen, dass chronisch Kranke an diesem bestimmten Tag möglicherweise nicht fit sind.

Es scheint deshalb selbstverständlich, dass es fast unmöglich ist, wirklich zu verstehen, wie es ist, mit MS oder einer anderen chronischen Erkrankung zu leben.

Natürlich gibt es keinen „Leitfaden" für Freunde und Familie, aber es ist immer sinnvoll, dieses Thema direkt anzugehen und zu kommunizieren. Nur so kann man erahnen, was dem Anderen wichtig ist, dass beispielsweise Pausen notwendig sind und eventuell auch immer eine Toilette in der Nähe sein sollte. Barrierefreiheit ist ebenso wichtig, damit ein schönes Zusammentreffen auch gelingt.

Wichtig zu wissen ist für Angehörige Folgendes:

• Nur weil ich gesund aussehe, heißt das nicht, dass ich mich gut fühle.

• Ich bin nicht faul - die abnorme Erschöpfung der MS ist bitter, absolut auslaugend und echt. Ich wünschte, ich hätte die Energie, produktiver zu sein!
Ein Nickerchen kann eine Notwendigkeit sein und ist definitiv kein Luxus!

• Bitte vergleicht mich nicht mit anderen Menschen mit MS, die Ihr kennt. Die Symptome und der Verlauf der MS variieren total und man weiß von anderen Betroffenen auch nur das, was sie erzählen und zugeben.

• Uhthoff-Phänomen: heiße Temperaturen können meine Symptome verschlimmern. Somit kann sonnenbaden am Strand und/oder Feiern bis spät in die Nacht schwere Folgen haben kann.

• Bitte erzählt mir nicht ständig von neuen Behandlungen, helfenden Diäten und so weiter. Ich bin ein gut informierter Patient und kenne mich gut aus. Liebevolle Hinweise sind nett, aber bitte setzt mich nie unter Druck, dies und jenes unbedingt ausprobieren zu müssen.

• Flexibilität, Unterstützung und Verständnis ohne Urteilsvermögen sind wahrscheinlich die wichtigsten Dinge, die Ihr anbieten könnt um mir zu helfen.

• Ich möchte vielleicht nicht immer mit anderen über meine Erkrankung und meine Lebensumstände sprechen. Es ist deshalb wichtig, dass Ihr mir diesen Part selbst überlasst!

• Das Management meiner Gesundheit liegt in meinem Fokus und dies nimmt oft zusätzliche Zeit und Energie. Auch finanziell kann dies einiges fordern.

• Auch wenn ich vielleicht HEUTE die Energie hatte, etwas zu tun, garantiert dies nicht, dass ich es am nächsten Tag ebenfalls noch tun kann.

• **Ich bin immer noch ICH!!!**

Hier ist der Link zum kostenlosen Download meiner PDF (im Buchformat) „Unschöne Kommentare":
http://multiple-arts.com/pdf-unschone-spruche-kostenlos-zum-runterladen/

*Was wäre, wenn die MS verschwinden würde?

Was wäre, wenn… Das ist eine müßige Frage, aber gelegentlich wandert sie durch unsere Köpfe, oder?

Was wäre, wenn es plötzlich eine Heilung oder eine Möglichkeit gäbe, dass man wieder gesund ist! Was wäre dann?

Zuerst wäre ich sicherlich überfordert, da ich mich - im positiven Sinne - so gut in mein Leben mit MS eingefunden habe, dass ich vermutlich völlig reizüberflutet und gestresst wäre, wenn ich plötzlich wieder wie ein Gesunder agieren könnte. Denn all das, was ich jetzt nicht mehr leisten kann, könnte ich dann ja plötzlich wieder – das wäre so, wie wenn ein Blinder plötzlich wieder sehen könnte und von all den Eindrücken erschlagen würde!

Ein Leben ohne FATIGUE! Das ist so unvorstellbar für mich, dass es mich echt erschöpfen würde, wieder in meine damalige Unbeschwertheit zurückzufinden!

Vermutlich würde ich erst einmal eine Nacht tanzen gehen, die Nacht durchmachen und dann mit Freunden frühstücken gehen und nur „normal" müde sein.

Dann würde ich in mein altes Leben zurückgehen, denn ich wäre ja sowohl wieder arbeits- als auch leistungsfähig?

Nein, ich würde nicht mehr in meinen Beruf als Erzieherin zurückgehen. Mich hat das zum Schluss natürlich auf Grund der MS alles sehr erschöpft, aber ich finde den Beruf zwar immer noch sehr wertvoll, aber ich hätte keine Lust mehr, mir immer mehr reinreden lassen zu und es recht machen zu müssen. (Da erlebt jeder Erzieher sehr unschöne Sachen). Ich würde sicherlich meine Zusatzausbildungen dazu nutzen, endlich Kinder-Psychotherapeutin zu werden.

Aber ich würde all das, was ich an Positivem aus der MS-Phase gelernt habe, übernehmen. Ich würde nicht mehr in mein altes hektisches Leben zurückkehren, sondern auch als Gesunder mehr auf Pausen und Genuss achten.

Wahrscheinlich würde mir der Kopf platzen vor Freude. Vor lauter Planungen und Überlegungen und vor der ganzen Organisation. ABER: ich würde es schaffen, denn kein widerliches MS-Symptom würde mich daran hindern!!! Ich könnte FREI entscheiden und hätte eine WAHL - diese Wahl wurde mir auf Grund der MS genommen!

Ich kann dann nämlich wählen, wie ich mich einteilen kann, wie ich meine Stärken nutze und sie ausbaue, sowie an meinen Schwächen zu arbeiten.... Ich könnte nochmal studieren, nebenbei vielleicht arbeiten gehen und mich sogar noch mit Freunden treffen... Da fallen mir tausend Dinge ein.

Auch wenn ich mein Leben momentan als ausgefüllt bezeichnen würde – wäre ich gesund, könnte es noch ausgefüllter sein und ich könnte das tun, was ich MÖCHTE, ohne auf Grenzen meines Körpers achten und ohne an die Folgen denken zu MÜSSEN!

*Wenn Du gerne würdest...

Wenn Du gerne würdest... und Du kannst nicht.

Wenn Dein Körper platt ist, zerschlagen und müde ... aber Du würdest gerne...

Wenn Du gerne würdest... aber Dein Körper nicht mitmacht.

Schmerzen, Fatigue. Abnorme Erschöpfung...

Und Du kannst einfach nicht, wie Du gerne würdest...

Ich würde so gerne von meiner Couch aufstehen, ich würde mir so gerne einen Cappuccino machen und ihn genießen, ich würde so gerne ein angefangenes Bild zu Ende malen...

Ich würde so gerne...

Aber mein Körper lässt mich nicht...

Ich suche nach Alternativen...

Nach zehn Minuten Facebook-Durchscrollen mag ich auch das nicht mehr – es erschöpft mich.

Ich würde so gerne, aber mein Körper lässt mich nicht.

Ich hatte einen sehr erfüllten Tag bis jetzt zum Nachmittag, aber nichts geht mehr.

Ich würde so gerne…

Ich schreibe und das tut mir gut. Aber nicht jeder hat solch ein Ventil.

Ich würde so gerne… Ich brauche so viel Kraft und Energie…

Das sind Momente, wo die MS bedingungslos zuschlägt – wo sie mir zeigt, „wo der Hammer hängt" und dass ich nicht immer Einfluss darauf habe.

Ich würde so gerne…

Ich mache. Jetzt.! Ich stehe auf, schleppe mich in die Küche und bereite mir meinen Cappuccino zu – ich unterbreche das „Ich würde…" und ich MACHE! Aber diese Kraft, die es kostet, die ist übermenschlich und keiner sieht`s… aber einer spürt`s: ICH!

Hallo MS; Hallo Kraftlosigkeit und Hallo AUFSTEHEN – immer und immer wieder. Denn sonst bleibt man im Sumpf liegen.

Gott, gib mir die Gelassenheit,
Dinge hinzunehmen, die ich nicht ändern kann,
den Mut, Dinge zu ändern, die ich ändern kann,
und die Weisheit,
das eine vom anderen zu unterscheiden.
Reinhold Niebuhr
amerikanischer Theologe, Philosoph und Politikwissenschaftler
* 21.06.1892, † 01.06.1971

*Wie geht es Dir? Wie schaffst Du das alles?

Tipps und mein Umgang mit Schicksalsschlägen und wie ich trotzdem GLÜCK empfinden kann

Ich hatte heute Morgen eine solch wundervolle Begegnung, so dass sie mich jetzt noch trägt.

Ich traf eine Bekannte als ich gerade zur Physiotherapie hereingehen wollte. Wir kennen uns schon lange – ihr Kind ging in den Kindergarten, in dem ich arbeitete, unsere Zuneigung hat sich bis heute gehalten und wir bekommen nun auch auf Facebook einiges von einander mit. Ich hatte ihr auch, als wir mal gemeinsam im Wartezimmer der KG-Praxis saßen, von der schweren Diagnose meines Mannes erzählt.

Heute sah sie mich also, wir begrüßten uns liebevoll und ihr erster Satz war: „Wie schaffst Du das alles? Du bist immer am Lachen und so positiv und strahlst so viel Kraft aus!"

Ich war gerührt, wirklich tief berührt, denn dieser Satz war nicht nur einfach ein Satz, sondern Anteilnahme, Mitgefühl und noch Vieles mehr. Und es kam so spontan, so echt.

Wir haben uns dann darüber unterhalten, warum ich noch so viel Lebensfreude habe, obwohl ich wirklich von drei heftigen „Baustellen" umgeben bin. Meine MS ist dabei schon ausgeklammert…

Irgendwie tritt sie in den Hintergrund…

Meine spontane Antwort war: weil ich das Drama, die Angst und Verzweiflung nicht in den Teil meines Lebens lasse, der von Gutem und Schönem bestimmt wird.

> ➢ Ich habe den einen Teil meines Lebens, zu dem all diese schlimmen und traurigen Emotionen gehören.
> ➢ Ich habe den anderen Teil meines Lebens, in dem ich glücklich bin.

Und ich habe mich dazu entschieden (das wurde mir bei dem Gespräch BEWUSST), dass ich die beiden Teile manchmal getrennt sehe und nicht die Angst in mein Leben mit dem Schönen hineinlasse. Alle meine Baustellen sind nicht zu ändern - so, wie ich auch meine MS nicht wegzaubern kann. Ich MUSS mit der MS leben und ich musste lernen, sie nicht über mich dominieren zu lassen.

Nun habe ich wieder diese Möglichkeit und bin schon etwas geübt darin.

Wenn etwas nicht zu ändern ist, ist es sinnlos, dagegen anzukämpfen. Man kann den Dingen die Stirn bieten, sich nicht unterkriegen lassen – aber nicht seine Kraft und Energie vergeuden, indem man gegen etwas ankämpft, was sowieso nicht veränderbar ist.

„Gib mir die Gelassenheit Dinge hinzunehmen, die man nicht ändern kann!"

Ich übe mich auch in Dankbarkeit. Ich empfinde es sehr sehr wichtig, wenn man dankbar für die schönen Dinge im Leben ist.

Dankbarkeit ist der Schlüssel zum Glück.

Denn Erfüllung kann ich in meinem Leben nur finden und als Geschenk annehmen, wenn ich dankbar bin und meinen Fokus somit auf das GUTE richte.

Weg von all dem Drama – hin zum Positiven.

Wenn ich also bei Sonnenschein und warmen, sehr angenehmen Temperaturen zur Physiotherapie gehe, dann bin ich dankbar: dankbar für die wärmende Sonne, dankbar für all die Liebe in meinem Leben – und dann treffe ich noch eine empathische Bekannte und wir haben ein so tolles Gespräch! :)

Ich behaupte nicht, dass man Probleme ganz weglächeln kann und sie dann völlig verschwinden, aber wenn wir lernen, uns den Gegebenheiten anzupassen, sie hin- und anzunehmen, dann schaffen wir es auch, zufriedener zu sein.

Je zufriedener ich bin und je reiner ich mit mir bin, desto mehr strahle ich offensichtlich auch nach außen aus, umso mehr kann ich jenen helfen, die gerade dringend Hilfe benötigen.

Denn aus diesem glücklichen Teil meines Lebens schöpfe ich die Kraft, die ich so dringend brauche.

Mein Fazit ist also:
es ist wichtig, dass wir uns mitten im Drama nicht aufgeben;
es ist wichtig, dass wir unser Leben mit Sinn erfüllen;
es ist wichtig, dass wir GUT für uns SELBST sorgen;
es ist wichtig, dass wir schöne Erlebnisse haben und uns bewusst-werden, WAS wir tatsächlich an Gutem in unserem Leben haben.

Es schadet auch nichts, sich das Positive einmal aufzuschreiben und dann vielleicht zu staunen, wie viel Positives wir tatsächlich in unserem Leben haben – neben den Dramen und den schweren Krankheiten.

Die Liebe … die Kinder und Enkelchen, mein Seelenhund… Das sind so die ersten Dinge, die mir in meinem Fall einfallen… Liebe Freunde und helfende Nachbarn, wertvolle spontane Begegnungen, mein hübsches Zuhause und und und…

Schreibt Euch mal Euer Positives und Schönes auf. Denn das trägt Euch dann über die dunklen Zeiten, über Schmerz und Verlust hin-weg.

Genauso gehört natürlich das Trauern um all das dazu, was wir zum Beispiel durch Krankheit verloren haben - denn Wegsehen und Verdrängen ist immer gefährlich. Wir dürfen Hinschauen und auch diese Emotionen leben – aber dann wieder auf das Schöne schauen, damit wir wieder aufstehen können und TROTZ eines schweren Schicksals unser Leben sogar teilweise genießen können.

Das wünsche ich Euch von Herzen! :)

PS: Und nein, ich bin niemand Besonderes…. ich übe einfach je-den Tag… schöpfe aus meinen Erfahrungen und versuche diese sinn-voll einzusetzen – dort, wo ich sie brauche!

*Die MS hat mich gelehrt

Die MS hat mich gelehrt,
doppelt zu genießen und diesen Genuss voll auszukosten! :)
Die MS ist nicht schön und oft lästig oder auch garstig: aber wir alle haben gelernt, doppelt zu genießen und all das Schöne wie einen Schatz zu bewahren!

Oft werde ich gefragt, ob die MS für mich auch ihre guten Seiten habe.

Die Antwort ist immer die gleiche: Nein. Denn ich habe die MS nicht gebraucht, brauche sie immer noch nicht und wäre lieber ohne sie!

Aber nun kommt ein ABER: Aber, ich habe durch die MS Vieles gelernt, mein Leben entschleunigt und lebe bewusster.

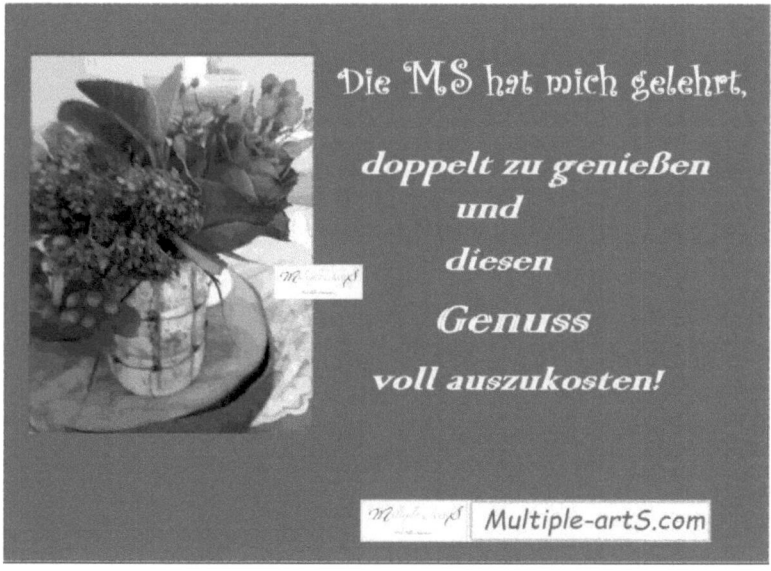

Die MS hat mich gelehrt,
doppelt zu genießen und diesen Genuss voll auszukosten. :)

Ich weiß natürlich nicht, ob ich nicht auch OHNE MS bewusster leben würde, denn ein oberflächlicher Mensch war ich noch nie. Nicht vor der MS und auch nicht mit MS.

Ich wurde allerdings gezwungen zu entschleunigen, mehr Pausen einzulegen und das, was ich HABE, zu schätzen.

Dieses WERT-Schätzen meines IST-Zustandes, das ist vielleicht einer der wirklich wenigen Dinge, die mir die MS gebracht hat – in diesem wirklich **tiefen bewussten Zustand.**

Was mir die MS mit Sicherheit gebracht hat, sind neue sehr wertvolle Freunde. Freunde, die auch MS haben und deren Partner und Freunde, für die meine MS keine Rolle spielt.

Und:
die MS hat mir gezeigt, wer meine wahren Freunde sind.

Ziemlich schnell und immer und immer wieder hat sie die „Spreu vom Weizen" getrennt – es sind die wahren, die echten Freunde, die ernsthaft an mir interessiert sind, geblieben.

Jene Freunde, die mir glauben, wenn ich von meinen unsichtbaren Symptomen spreche;

jene, die zu mir stehen – auch in Stürmen;

jene, die mich unterstützen, mir Hilfe anbieten und mich als Mensch sehen – ohne dass die MS eine Rolle spielt.

Ja, DAS alles hat mir die MS gebracht. Neben schweren Beeinträchtigungen, neben unliebsamen Symptomen, neben Verlust der Lebensqualität – sie hat auch ihr „Gutes". Aber das „Gute" bleibt in *Anführungsstrichen*, denn wirklich GUT ist eine chronische Erkrankung sicher nicht!

Weiter entwickeln kann man sich auch ohne Krankheit – vielleicht weniger schnell oder kompakt.

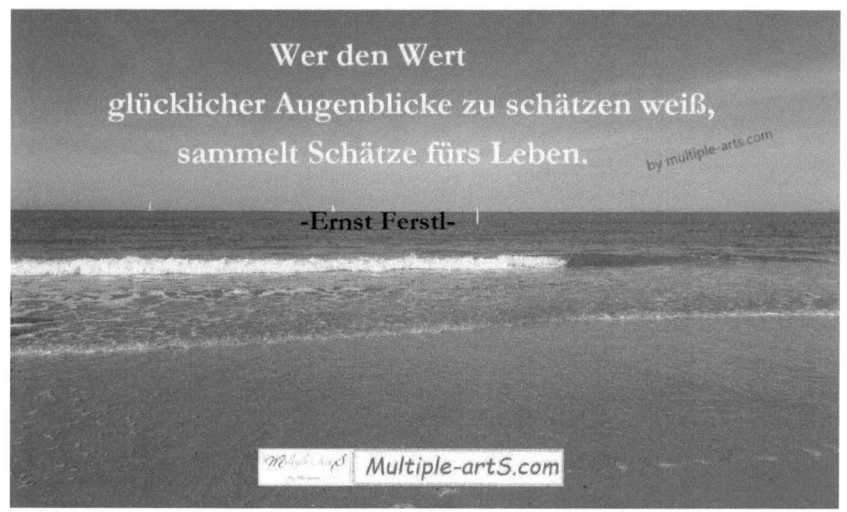

Wer den Wert
glücklicher Augenblicke zu schätzen weiß,
sammelt Schätze fürs Leben.

-Ernst Ferstl-

Du kannst die Leute um Dich herum nicht ändern.
Aber Du kannst ändern,
wer um Dich herum ist.
-Unbekannt-

Ein wahrer Spruch und doch ist er nicht leicht umzusetzen.

Klar ist, dass wir niemanden verändern können und dass dies auch selten gut, noch unsere Aufgabe ist.

Wenn uns in unserer Beziehung etwas stört, sollten wir es wertfrei ansprechen und versuchen, gemeinsam eine Lösung und/oder einen Kompromiss zu finden.

Bei guten Freundschaften kann man das ebenso handhaben.

Im Grunde genommen ist es immer dann sinnvoll, sich mit Menschen auseinanderzusetzen, wenn sie uns viel bedeuten, wenn sie es WERT sind, dass wir uns um sie bemühen. Weil uns die Beziehung/Freundschaft an sich viel wert ist oder die guten Gespräche und und und.

Meine damalige Therapeutin hat immer den Satz erwähnt:

„Ist es das WERT?"

Noch heute hat dieser eindeutige Satz für mich seine Gültigkeit, denn ich kann ihn in schwierigen oder unangenehmen Situationen für mich „hochholen" und die Frage in Ruhe beantworten.

Solange mir jemand oder eine Sache/Situation etwas wert ist, solange lohnt es sich auch dafür zu kämpfen.

Anders sieht es natürlich aus, wenn wir Menschen um uns herumhaben, die uns mit ihrer negativen Art herunterziehen oder die uns schlicht und ergreifend nicht guttun, die nicht gut zu uns sind oder uns auch einfach nur langweilen.

Dann wird es aber schwieriger, weil man sich eingestehen muss, dass es gerade mit diesen Menschen NICHT passt.

Das kann vorübergehend sein, aber auch langfristig und dies gilt es herauszufinden: Wo stehe ich in dieser Beziehung/Situation. Was tut mir gut; was tut mir nicht gut? Welchen Einfluss hat es auf mich?

Ist er/sie/es dies WERT?

Wenn wir zu dem Schluss kommen, dass uns jemand absolut nicht guttut und uns das Beisammensein eher stresst, dann müssen wir in Achtung uns selbst gegenüber handeln. Und nun wird es schwierig.

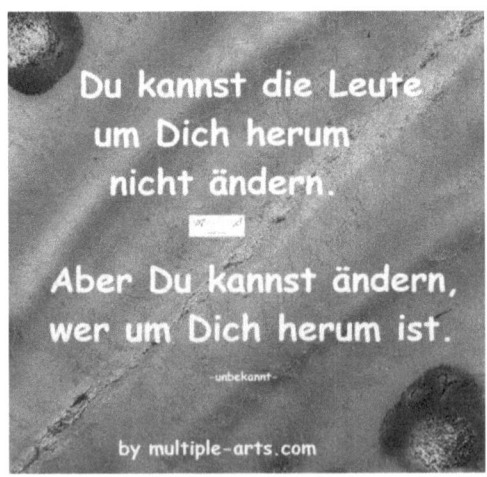

Familienmitgliedern, Kollegen, Nachbarn und auch innerhalb eines Freundeskreises kann man manchen Menschen einfach nicht immer aus dem Weg gehen.

Es gibt Personen, da habe ich es in der Hand, ob ich sie wiedersehen oder treffen möchte. Und auch da ist oft eine „Absage" nicht einfach.

Deshalb ist der Spruch auf der Grafik zwar richtig, aber sehr schwer umsetzbar, wenn es vor allem um Emotionen geht.

Wie sagt man nahen Angehörigen/Freunden, dass sie einem nicht guttun, dass man sie nicht wiedersehen möchte?

Die wenigsten Menschen schaffen das einfach so, sondern meistens macht man sich im Vorfeld schon Gedanken, ob man es überhaupt ausspricht - und wenn ja, dann WIE!

(In meinem Buch „**Hilfe Annehmen lernen Abgrenzen & NEIN-Sagen: So macht uns unsere Schwäche stark**" bin ich detailliert auf solche Fragen eingegangen, denn eins ist klar: wir müssen uns abgrenzen. In Freundlichkeit und Frieden.)

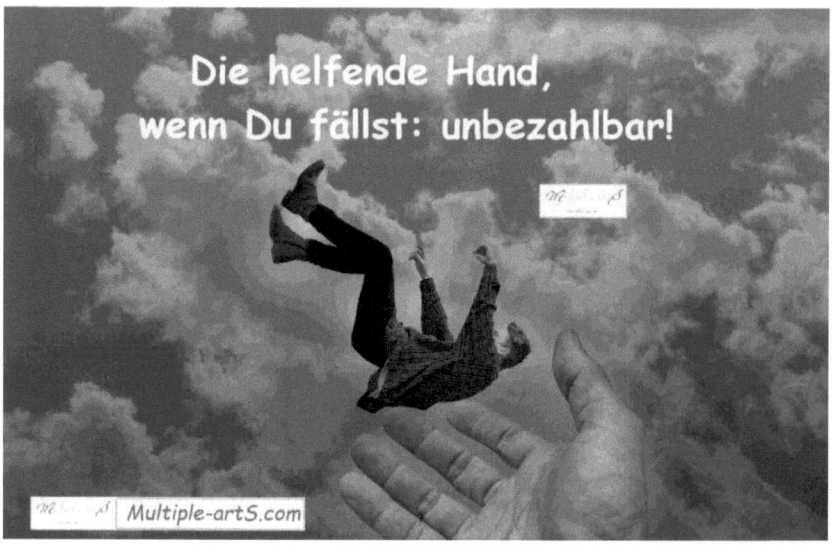

Wahre unschöne Kommentare:

Unschöne Kommentare,
die chronisch Kranke oft hören müssen:

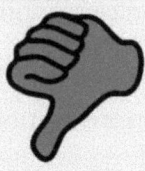

**„Ich kann die Wärme auch
nicht vertragen,
das hat sicher nichts mit
deiner MS zu tun."** (Uhthoff-Phänomen)

®2014MULTIPLE-ARTS.com

Unschöne Kommentare,
die chronisch Kranke oft hören müssen:

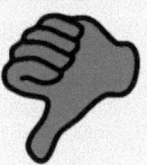

**„So wie du deinen Tag verbringst,
so möchte ich mal
Urlaub machen!"**

®2014MULTIPLE-ARTS.com

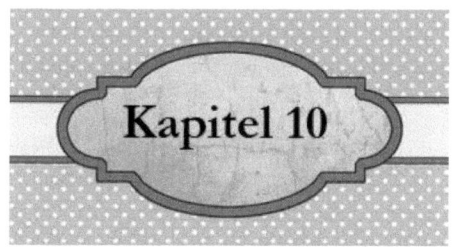

CBD bei Fatigue und Uhthoff-Phänomen

Wer meinen Blog verfolgt, weiß, dass ich Fan von CBD bin.

Bei beiden Phänomenen hilft mir Hanf unglaublich gut und deshalb entnehme ich hier auch Textpassagen aus meinem Buch:

„HANF – Erfahrungen mit legalem CBD!"

Hanf (Cannabis) ist eine Pflanzengattung innerhalb der Familie der Hanfgewächse. Hanf zählt zu den ältesten Nutz- und Zierpflanzen der Erde. Die einzelnen Bestandteile der Pflanze (Fasern, Samen, Blätter, Blüten) werden ungenauer Weise ebenfalls als Hanf bezeichnet. Aus diesen Pflanzenteilen können jeweils sehr verschiedene Produkte her-gestellt werden: Seile (aus den Fasern der Stängel), Speiseöl (aus den Samen), ätherisches Öl (aus destillierten Blättern und Blüten) sowie Haschisch und Marihuana (aus getrockneten Blättern, Blüten und Blüten-ständen). Neben seiner Rolle als wichtiger nachwachsender Rohstoff für Textilindustrie und Bauwirtschaft wird Hanf daher sowohl als Rauschmittel wie auch als Arzneimittel verwendet. Ursprünglich war Hanf vermutlich in Zentralasien beheimatet. Da er durch menschliches Zutun seit Tausenden von Jahren immer weiterverbreitet wurde, lässt sich das natürliche Verbreitungsgebiet jedoch nicht mehr sicher genau eingrenzen. Heute ist Hanf fast weltweit in den gemäßigten bis tropischen Zonen zu finden, sowohl kultiviert als auch verwildert.

(Quelle / Stand März 2018: https://de.wikipedia.org/wiki/Hanf)

- Reifer Hanfsamen besteht aus über 30% Öl.
- Cannabis ist der wissenschaftliche Name des Hanfs.

Zur Pflanzengattung des Cannabis gehören unterschiedliche Hanf-arten und deren Untersorten. Es gibt Hanfarten, die auf Grund des enthaltenen THC eine berauschende Wirkung haben - beispielsweise der „Indische Hanf".

Dieser high-machende Hanf wird auch „Marihuana" genannt. Al-ler-dings ist damit auch der Blütenstand der weiblichen Hanfpflanze gemeint, wenn dieser zerkleinert wurde. 16

Haschisch wird ebenfalls aus Hanf hergestellt. Um Haschisch zu gewinnen, wird das Harz der weiblichen Pflanze herausgepresst.

Der sogenannte Nutz-Hanf enthält kaum noch THC und macht des-halb auch nicht high. Nutz-Hanf findet man auch in Brötchen und Brot, in Müsli, als Öl und in Vogelfutter.

CBD ist die Abkürzung für Cannabidiol, eine einzigartige Verbin-dung, die sich von Natur aus in Cannabis und Hanf befindet. Das heißt, CBD ist eine biomedizinische Abkürzung für Cannabidiol, wel-ches wiederum zu den Cannabinoiden zählt und wird aus der weibli-chen Hanf-pflanze gewonnen. Durch einen speziellen Verdampfungs-vorgang (CO_2 Methode) werden überschüssige Substanzen verdampft und da-nach herausgefiltert.

Wichtig zu wissen ist, dass CBD (im Gegensatz zu THC) nicht-psychoaktiv ist/wirkt!

Das heißt:

✓ **CBD macht weder „high", noch erzeugt es Halluzinatio-nen oder ähnliche Rauschzustände.**

Kann CBD bei Multipler Sklerose helfen?

Bei MS handelt es sich um eine chronisch entzündliche Krankheit, die sich in ihren Symptomatiken äußerst vielfältig zeigen kann. Darunter fallen Schmerzen, Störungen des Bewegungsapparates, Seh- und Sprachstörungen wie auch seelische Belastungskrankheiten. Weiter kann auch der gesamte Verdauungsapparat durch MS instabil werden.

Multiple Sklerose mündet zudem auch nicht selten in psychischen Erkrankungen. Depressionen und Angstzustände sind bei MS-Patienten sehr wahrscheinliche Symptome (80%). Und zwar entweder als „Nebenerkrankungen" (weil man die Erkrankung vielleicht nicht gut verarbeiten kann) oder auch durch entsprechende Entzündungsherde verursachte Depressionen.

CBD kann viele der genannten Symptome lindern und sogar blocken. Das Cannabidiol zählt zu den wirksamsten und stärksten Cannabinoiden der Hanfpflanze und wirkt dabei nicht nur vielseitig, sondern auch nicht-psychoaktiv (keine Rauschzustände). Die Vielseitigkeit des Nahrungsergänzungsmittels ist gerade bei einer Krankheit wie MS ein wichtiger Aspekt.

CBD wirkt direkt im Zusammenspiel mit dem körpereigenen Endocannabinoid-System. Dies ist ein Teil unseres Nervensystems. Dort werden lebenswichtige Botenstoffe und Zellen gebildet, die unser allgemeines Wohlbefinden regulieren und steuern. Da CBD in erster Linie auch entzündungshemmend und schmerzlindernd wirkt, kann das Cannabidiol vielversprechend gegen die MS-Schmerzen an-gehen.

Weiter kann CBD in der Lage sein die Entzündungsherde einzudämmen. Dies ist medizinisch aber nicht belegt. Auch gerade bei den schmerzhaften wie auch beängstigenden Schüben einer Multiplen Sklerose, kann CBD schnell und zuverlässig direkt in das Nervensystem eingreifen. MS ist eine unheilbare Krankheit, die nicht nur sehr viel Schmerzen bereitet, sondern auch noch ein hohes Maß an Lebensqualität kostet. CBD kann Multiple Sklerose zwar nicht heilen, aber kann Schmerzen und Nebenwirkungen lindern.

Im Internet sind zahlreiche Berichte von MS-Patienten zu lesen, die Dank CBD ihre MS-Schübe lindern konnten. Weiter kann CBD dabei helfen Körpergewicht abzubauen.

Besondere Erfolge zeigt CBD bei der typischen MS-Fatigue. Hier helfen morgens einige Tropfen beispielsweise, um die Fatigue-Attacken einzudämmen und insgesamt minimaler zu halten, sodass eine neue Lebensqualität entstehen kann. Ebenso kann man zusätzlich noch DI-REKT bei einem „Fatigue-Anfall" CBD zu sich nehmen und in den meisten Fällen wirkt es sofort.

Bei anderen MS-Betroffenen hilft CBD wiederum beim Ein- und Durschlafen und auch direkt zur Beruhigung.

Wer CBD nimmt, berichtet fast immer über eine allgemeine entspannende Wirkung, die gut tut und gerade bei MS mit den beschriebenen Ängsten eine gute Hilfe und sinnvolle Unterstützung ist. Oft können sogar Antidepressiva heruntergesetzt werden. Hier ist unbedingt festzustellen, dass CBD nicht high macht.

Spastiken und Schmerzen werden ebenfalls durch CBD erträglicher und Schmerzmittel scheinen schneller zu wirken.

Beim sogenannten „Uhthoff-Phänomen" (gestörtes Hitzeempfinden) scheint es ausgleichender zu wirken, sodass die körperliche Erwärmung etwas einfacher zu ertragen ist.

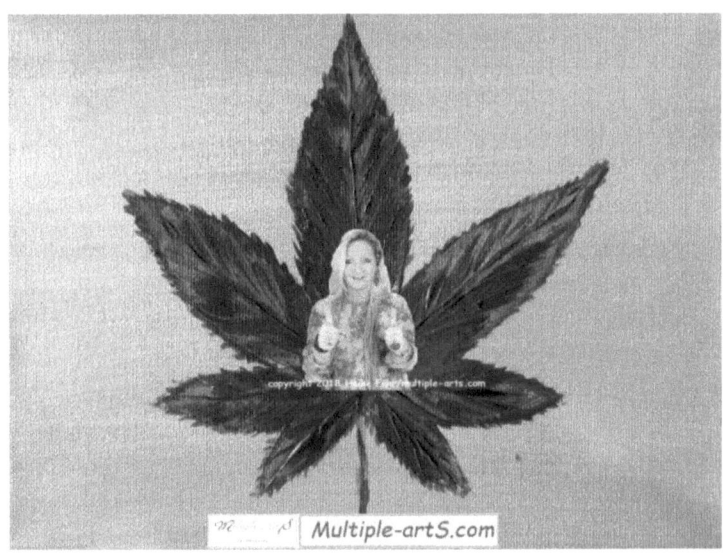

Fazit:

Da sich durch Einnahme von CBD der Allgemeinzustand bei MS wirklich verbessern kann, ist die Lebensfreude und somit die Lebensqualität deutlich höher, man ist insgesamt belastbarer, traut sich wieder mehr zu und erlangt dadurch einen ganzheitlich besseren Allgemeinzustand – eine bessere Balance zwischen Körper, Geist und Seele.

Bei jedem MS´ler verläuft die MS unterschiedlich, beginnt zu verschiedenen Zeitpunkten und hat wirklich bei jedem Betroffenen ein anderes Gesicht – und doch gibt es Gemeinsamkeiten und Überschneidungen und bei fast jedem Betroffenen hilft CBD auf eine oder mehrere Weisen.

Anzumerken ist, dass CBD nicht bei jedem Menschen gleich wirkt, aber gerade bei MS scheint es ein gutes und zuverlässiges Mittel zu sein, das legal, frei von starken Nebenwirkungen und rein pflanzlich ist. Zudem gilt es als Nahrungsergänzungsmittel."

Kann CBD bei Fatigue helfen?

Da Fatigue, die abnorme Erschöpfung und Erschöpfbarkeit, nicht nur bei MS, sondern auch bei Krebskrankheiten, Fibromyalgie und anderen chronischen Erkrankungen vorkommen kann, möchte ich ihr hier auch Aufmerksamkeit widmen.

CBD und FATIGUE

Wer meine Blog-Beiträge regelmäßig verfolgt, weiß, dass auf diese Frage von mir nur ein klares und eindeutiges JA kommen kann.

Seit ich CBD-Öl nehme, verbesserte sich meine Fatigue enorm und die von mir überaus gefürchteten Fatigue-Attacken, die sich noch auf die Grunderschöpfung Fatigue draufsetzen, werden deutlich weniger und bleiben manchmal tagelang aus!

✓ Das bedeutet für mich, dass ich eine deutlich höhere Lebensqualität habe.

Und ehrlich: ich sage das nicht nur so, sondern das CBD hilft mir WIRKLICH! Menschen, die mich von vor gut 2 Jahren und länger kennen, erkennen mich zum Teil kaum wieder und sprechen mich auf Veranstaltungen oder gar auf der Straße an, ob es mir besser ginge, da ich gelöster und fitter aussehe und auch stabiler geworden sei – das heißt, ich kann es bei Veranstaltungen auch mal länger aushalten!

Was ist Fatigue bei MS?
In diesem Artikel: http://multiple-arts.com/was-ist-fatigue-bei-ms/ habe ich genau beschrieben, was Fatigue ist!
Ich möchte das Wichtigste in Bezug auf CBD nochmal erläutern:

Primäre Fatigue:
Die primäre Fatigue ist die direkte Folge der Schädigung des zentralen Nervensystems durch die Erkrankung (die MS-typischen Schädigungen haben eine Verlangsamung der Reaktionen zur Folge, was dann zu dieser abnormen Müdigkeit führt).
Speziell die Schädigung des Myelins, der Schutzschicht der Nerven, hat eine Verlangsamung der Reizweiterleitung zur Folge. Dies könnte die extremen Symptome erklären.
Des Weiteren wird vermutet, dass Fatigue mit der Schädigung der Nebennierenrinde zusammenhängt. Die Nebennierenrinde ist Bestandteil der Nebennieren, die sich am oberen Rand der Nieren befinden. Dort werden lebenswichtige Hormone produziert. Und diese sind auch für die Leistungsbereitschaft zuständig. Chronische Entzündungen führen stets auf Dauer zur Schwächung der Nebennierenrinde.
Meine Osteopathin hat mir erklärt, dass Fatigue – CBD / Hanf hilft:
Da Hanf entgiftend wirkt, ist es somit auch GUT für Nieren und Leber. Die Leber wiederum ist - ganzheitlich betrachtet - ein wichtiges Organ um Lebens-Energie zu spenden. Meine Osteopathin hatte mir von der ersten Untersuchung an gesagt, dass meine Erschöpfung mit der Leber zu tun hätte und hat viel daran gearbeitet. Sie war total begeistert, als ich ihr dann von meinem CBD-Öl erzählte und meinte, das wirke in meinem Fall dann direkt auf die Leber, entgifte und würde mir somit zu mehr Kraft und Energie verhelfen – und: sie hat Recht behalten!

CBD und die primäre Fatigue:

Das heißt also: CBD ist gut für Leber und Niere, die wiederum das Hormonsystem mit beeinflussen. Es ist entzündungshemmend (nachgewiesen), was wiederum für die MS an sich und den ganzen Prozess förderlich und heilend ist. Laienhaft stelle ich mir vor, wenn das CBD die Entzündungen minimiert und den Körper, bzw. das ganze System entlastet, können vielleicht auch die Reizweiterleitungen wieder einfacher funktionieren. Dadurch, auch mit Hilfe der Nieren, könnte die Leistungsbereitschaft wieder steigen.

Sekundäre Fatigue:

Die sekundäre Fatigue hingegen ist nicht direkt auf die MS zurückzuführen, sondern kann als Folge von nicht direkt im Zusammenhang mit MS stehenden Faktoren auftreten. Es handelt sich hierbei um Müdigkeitserscheinungen, die ausgelöst durch verschiedene Faktoren eine Rolle spielen. So schränken Schlafstörungen die Leistungsfähigkeit am Tage ein und erhöhen die Ermüdbarkeit. Symptome wie Geh- und Sehstörungen können dazu führen, dass alltägliche Tätigkeiten für den Körper sehr anstrengend sind und schneller eine Erschöpfung eintritt.

CBD und die sekundäre Fatigue:

Bei der sekundären Fatigue können durch CBD beispielsweise die oben genannten Schlafstörungen, die für eine allgemeine abnorme Müdigkeit und auch den Leistungsabfall verantwortlich sind, ausgehebelt werden. Denn CBD gilt als schlaffördernd.

Bei mir ist es zwar so, dass mich CBD wach macht (und mir deshalb auch so gut gegen die Fatigue hilft), aber es entspannt mich – ich konnte sogar mein Antidepressivum mehr als um die Hälfte verringern – und meine Schlafqualität hat sich trotzdem deutlich verbessert. 63

Ich brauche ja immer mal wieder Schlaftabletten, wenn ich nach schweren oder aufregenden Tagen so gar nicht zur Ruhe komme. Mir ist aufgefallen, dass ich sie nun deutlich seltener brauche und das ist für mich eine kleine Sensation!

Des Weiteren wurde meine Geh-Fähigkeit auf Grund der regelmäßigen Einnahme des CBD besser, da ich mich insgesamt stabiler fühle, wieder mehr Kraft und Konzentration habe und somit auch mehr Aus-dauer und Stabilität.

Das ist mir beim Gassi-Gehen aufgefallen – ganz praktisch, als ich eines Tages den Anstieg auf dem Rückweg fast problemlos schaffte und nicht zigmal zwischendurch stehen bleiben musste. Das wiederum baut Muskeln auf und gibt auch psychische Sicherheit, was ein toller Motivator für „noch mehr" ist.

Mein Fazit: CBD und Fatigue:

Das heißt also: CBD ist deshalb ein „Allround-Könner", der körperlich UND psychisch stabilisiert, mehr Selbstvertrauen gibt, und somit deutlich mehr Lebensqualität schenkt. Für mich ein echter Gewinn und ein Geschenk ans LEBEN, an meine Lebendigkeit und vor allem in meinem Alltag!

Hilft CBD beim Uhthoff-Phänomen?

Auch wenn die meisten Leser mit Sicherheit das Uhthoff-Phänomen (zum Glück) nicht kennen, möchte ich es erwähnen und beleuchten, da das CBD an diesem schrecklichen Symptom, das als Begleiterscheinung von neurologisch bedingten Krankheiten - wie beispielsweise MS - auftritt, nochmals seine Wirkung und seine Vielschichtigkeit zeigen kann.

Was ist das Uhthoff-Phänomen?
Vom Uhthoff-Phänomen betroffen sind mehr als 80 % der an MS Erkrankten. Als Ursache wird auch hier eine temperaturbedingte Verschlechterung der Leitfähigkeit demyelinisierter Axone angenommen.

Uhthoff ist ein kräfteraubender Vampir!
Die gebräuchlichste Anwendung des Begriffs ist jedoch die der „Zunahme neurologischer Ausfallerscheinungen bei hoher Umgebungstemperatur" (Hitze im Sommer, warme Räume usw.), oder auch

212

hoher Körpertemperatur (heiße Bäder, Sauna, Fieber etc.). Andere erleben, dass sie verstärkt mit Fatigue, kognitiven Störungen, Tremor, Gefühlsstörungen oder Spastik zu tun haben, wenn es warm wird oder sie sich körperlich anstrengen.

Eine amerikanische Studie hat im Übrigen ergeben, dass Hitze nicht nur kognitive Funktionen einschränken kann, sondern auch die Verarbeitungsgeschwindigkeit von Informationen im Gehirn verlangsamt ist. Hitze kann also auch die Hirnfunktion bremsen.

Auswirkungen des Uhthoff-Phänomens

Wärme kann sich demnach auf das Wiederauftreten früherer Symptome auswirken. Besonders, wenn eine erhöhte Instabilität der betroffenen Nervenleitbahnen im Zentralnervensystem vorliegt. Dies ist dann keine erneute Entzündung!

CBD und Uhthoff-Phänomen

Durch CBD können beispielsweise die o.g. Abgeschlagenheit, Müdigkeit und so weiter, die auch für den Leistungsabfall verantwortlich sind, ausgehebelt werden. Denn CBD gilt als beruhigend, entspannend und anti-entzündlich ebenso, wie als Kraft gebend!

Ich kann bei mir beobachten, dass mein Allgemeinzustand und auch meine Geh-Fähigkeit auf Grund der regelmäßigen Einnahme des CBD-Öls besser wurde und ich fühle mich insgesamt stabiler. Ich verfüge wieder über mehr Kraft und Konzentration und habe somit auch mehr Ausdauer und Stabilität.

Das heißt, da CBD also in der Ganzheit hilft, uns stärkt und widerstandsfähiger macht, scheint sich dieser stabilere Zustand auch auf das Uhthoff-Phänomen auszuwirken.

Und zwar so, dass es unseren Körper und unser sich selbst angreifendes und hoch irritiertes Immunsystem scheinbar so stabilisiert, dass äußere Einflüsse wie Hitze uns nicht mehr völlig aus dem Gleichgewicht bringen. Und die Verarbeitungsgeschwindigkeit von Informationen im Gehirn scheint flüssiger und ausgeglichener.

Allerdings ist „Uhthoff" bei mir nicht völlig durch das CBD verschwunden. Schade eigentlich! Aber ich erhole mich schneller und es lähmt nicht mehr so allumfassend. Allein das ist eine Erleichterung –

aber das warme heiße und vor allem feucht-schwüle Wetter wird eine Herausforderung bleiben. Wenn auch zum Glück sehr abgeschwächt!

Ähnlich wie CBD auch bei der Fatigue hilft, ist es einfach ein „Allround-Könner", der körperlich UND psychisch stabilisiert, mehr Selbstvertrauen gibt, und somit deutlich mehr Lebensqualität schenkt. Für mich ein echter Gewinn und ein Geschenk ans LEBEN, an meine Lebendigkeit und vor allem in meinem Alltag!

Auf meinem Blog finden Sie unter der Kategorie „Hanf/CBD bei MS" noch viele weitere wertvolle Hinweise und Tipps:

http://multiple-arts.com/category/cbd-hanf-bei-ms/

➔ Ich kann wirklich immer wieder nur betonen, dass meine Fatigue heute nicht mehr vergleichbar mit jener ist, wie ich sie noch vor zwei Jahren beschrieben habe. Ich nehme nun seit gut drei Jahren CBD-Öl ein und kann sogar jetzt noch positive Veränderungen feststellen!

➔ Anfügen möchte ich noch, dass mich das Uhthoff-Phänomen ebenso deutlich weniger plagt, seit ich CBD einnehme.

➔ Interessant bei der regelmäßigen Einnahme von CBD ist, dass es selbst nach einigen Jahren noch neue Verbesserungen gibt, die sich im positiven Sinne so langsam einschleichen, dass man es kaum wahrnimmt! :)

Unschöne Kommentare,
die chronisch Kranke oft hören müssen:

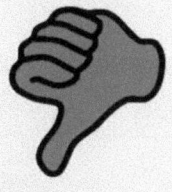

„Warum hast du einen GdB
(= Grad der Behinderung/ Schwerbehindertenausweis)

von 50,

wenn man doch deine MS

doch gar nicht sieht?"

Unschöne Kommentare,
die chronisch Kranke oft hören müssen:

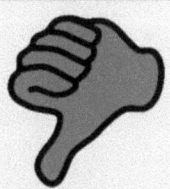

„Du und MS: Niemals!!!

Du kannst ja schließlich

noch laufen!"

SCHLUSSWORT

DU sagst: „Du siehst nicht krank aus"!

Ich sage: "Aber bitte – laufe einen Tag in meinen Schuhen!"

Und: "Ich habe es mir nicht ausgesucht...!"

Diese Krankheit, die Du nicht sehen kannst,

raubt mir manchmal die letzten Kräfte!

Ich bin nur noch die Hälfte meines vorherigen „Selbst" –
denn ich habe Zeiten, in denen ich weder laufen, geschweige denn rennen kann,
in denen ich so erschöpft bin und so starke Schmerzen erleide, dass es eine Qual ist.

Aufzustehen kann in einer solchen Phase schon Höchstleistung sein.

Mein Gehirn ist zeitweise wie im „NEBEL", ich kann mich dann schlecht
konzentrieren, vergesse viel und bin durcheinander.

Meine Beine sind oft schwer und taub, wie wenn viel BLEI an ihnen hängen würde...

Mein ganzer Körper ist oft sehr kraftlos.

Ich bin oft abgrundtief erschöpft – anders, völlig anders, als DU es kennst –
einer Ohnmacht nahe und unfähig, nur die kleinsten Dinge zu leisten.

(= Fatigue)

Ich bin sooo müde und doch kann ich oft nicht schlafen – ein Horror- Szenario ☺

Einfach scheinende Dinge wie Staub saugen oder Haare föhnen
gleichen einem Kraftakt, wie wenn Du gleichzeitig 3 Häuser putzen würdest.

Und danach bin ich wieder erschöpft -
meine Beine und Arme wiegen Tonnen und ich bekomme Spastiken und Schmerzen...

Das ist mein Alltag – und doch liebe ich mein Leben!

Aber bitte urteile nicht über mich, bevor Dir nicht all dies bewusst ist
und glaube mir, wenn ich Dir sage, dass es mir gerade nicht gut geht -
auch wenn ich aussehe, wie das „blühende Leben" –
ich habe eine chronische Krankheit, die alles von mir fordert
und ich gebe immer mein Bestes!!

Zum Schluss möchte ich noch einmal kurz Folgendes zusammen-
fassen:

1. Fatigue und Uhthoff sind zwei unsichtbare Symptome, die
   trotzdem enorm einschränkend sind und sehr häufig zur
   vorzeitigen Verrentung führen.

2. Beide Symptome sind wissenschaftlich/medizinisch erklärbar – es gibt die klare Ursachenforschung und deshalb
   sind diese Symptome auch sehr REAL. Sie sind keine Einbildung und sie sind willentlich nicht beeinflussbar, auf gar
   keinen Fall „weg" zu „denken/wollen".

3. Es sind sehr zerstörerische Symptome, die Körper UND
   Seele betreffen

4. Kein wirklich Betroffener bildet sich diese Symptome ein,
   oder kann sie gar „einfach nicht beachten"! Dafür sind sie
   zu stark!

5. Die Bitte an Betroffene: erklärt Euren Angehörigen diese
   Symptome rechtzeitig, damit im Falle einer „Attacke" sowohl Verständnis, als auch Hilfe gegeben werden kann.

6. Kein Außenstehender kann Gedanken lesen oder zaubern
   – sie sind auf klare „Ansage" angewiesen.

7. Die Bitte an Angehörige: wenn Ihr versucht zu begreifen,
   wie zerstörerisch dies beiden Symptome und viele andere
   nicht sichtbaren Symptome sind, bitte GLAUBT dem Betroffenen, wenn er sich dazu äußert und um Hilfe und
   Verständnis bittet.

Ich wünsche jedem Leser, sowohl den Betroffenen, als auch den Angehörigen, Ärzten und medizinischem Fachpersonal von Herzen alles Gute und einen liebevollen Umgang die Symptome betreffend, und ein gutes MITEINANDER.

Nur mit Verständnis und Offenheit können wir alle gemeinsam diese Symptome anerkennen und versuchen, sie in den Griff zu bekommen. Danke dafür!

Ich hoffe, ich konnte jedem Leser diese Symptome etwas näher bringen, mehr Verständnis und Mut zur Kommunikation geben und freue mich, wenn Sie mich auf meiner Homepage https://multiple-arts.com und meiner Facebook-Seite MULTIPLE ARTS besuchen.

Und noch ein Anliegen habe ich: Bei einer chronischen Krankheit wie MS, die man je nach Verlauf täglich spürt, mit der man stündlich konfrontiert ist und auf die sich die meisten MS`ler samt Angehörigen „einstellen" müssen, ist es umso wichtiger, ein gutes soziales Umfeld aufzubauen. Gute Freunde laufen einem nicht vor die Füße, das weiß ich auch… Aber manchmal hilft es wirklich, sich entsprechenden Organisationen anzuschließen, Selbsthilfegruppen zu besuchen, VHS-Kurse zu belegen, über soziale Netzwerke Freundschaften aufzubauen und sich nicht zu verschließen. Draußen wartet die Welt, das Leben und Menschen, die sich trotz unserer Beeinträchtigungen gerne mit uns treffen.

Ich persönlich habe das Glück, einen wundervollen Freundeskreis, einige sehr vertraute und liebevolle Freundinnen zur Seite zu haben, sowie eine liebevolle Familie um mich zu verspüren. Dieses Glück hat nicht jeder, aber es wäre falsch, sich selbst NUR auf die MS zu reduzieren. Wir sind mehr als die MS, wir sind Menschen, die die gleichen Bedürfnisse wie Gesunde haben und manche sind sogar zu bewältigen. Ich möchte Euch MUT machen, Euch auch außerhalb des kleinen MS-Radius` zu bewegen, unter Menschen zu gehen, Euch mal in ein Café zu setzen und und und… Es lohnt sich und tut unserer Seele so gut. Wir haben genug mit unserer MS zu tun, wir brauchen auch den Alltag und die FREUDE!

Herzliche Grüße,
Heike Führ

LINKS:

- ❖ www.dmsg.de
- ❖ www.amsel.de
- ❖ www.aktiv-mit-ms.de
- ❖ www.emed-ms.de
- ❖ www.ms-life.de
- ❖ www.leben-mit-ms.de
- ❖ www.pixabay.com

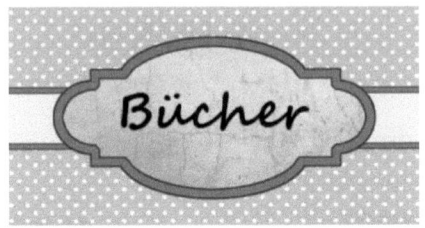

Die Bücher der Autorin:

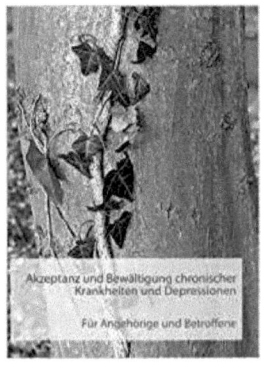

Bewältigung chronischer Krankheiten und Depressionen / Für Angehörige und Betroffene

Verlag: BoD
ISBN 9783739245331
228 (23 farbige) Seiten

BEWÄLTIGUNG einer chronischen Erkrankung, Bewältigung von Depressionen und der Umgang mit diesen: das ist das Thema des Buches. Die Autorin, selbst an MS erkrankt, nutzt ihre Erfahrung als erfolgreiche Bloggerin und den damit verbundenen vielfältigen Kontakten zu chronisch Kranken und bereichert das Buch mit fachlichen Informationen rund um Depressionen, über das Erschöpfungssyndrom (Fatigue), das auch bei vielen Krebspatienten auftritt und über chronische Krankheiten im Allgemeinen.

Sie zeigt Bewältigungsstrategien auf und untermauert diese mit wertvollen pädagogischen Erklärungen und vermittelt somit nicht nur Bewältigungsstrategien für schwer Erkrankte, sondern auch für das Leben an sich!

Ein besonderes Augenmerk liegt auf den Angehörigen chronisch Kranker – ihnen ist ein komplettes Kapitel gewidmet, denn die Erkrankung betrifft auch immer das soziale Umfeld des Betroffenen.

Ein Ratgeber für den Weg zu einem erfüllten Leben, untermalt mit vielen farbigen Fotos und Sprüchen.

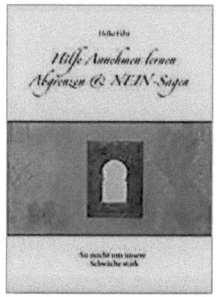

Hilfe Annehmen lernen Abgrenzen & NEIN-Sagen: So macht uns unsere Schwäche stark

Ein Wegweiser für alle, die auch mal NEIN sagen wollen und nicht wissen, ob man Hilfe annehmen kann oder lieber ausschlagen sollte! Möchte und kann ich Hilfe annehmen, wie viel kann ich anderen zumuten und wie steht es mit meiner eigenen Autonomie (Selbstständigkeit), wenn ich Hilfe annehme! Vor allem: Wie kann ich lernen "NEIN" zu sagen? Diesen Fragen widmet sich die Autorin, gibt viele praktische Tipps und Hilfestellungen, erklärt Hintergründe - mit Infos, Grafiken und Texten. Sie nimmt den Leser mit auf die Reise zu einem Leben in liebevoller Abgrenzung - auch mit dem Hintergrund chronischer Erkrankungen. Die Bestseller-Autorin von "Hallo MS" und vielen weiteren Begleitbüchern ist aktive, erfolgreiche und routinierte Bloggerin im Bereich Multiple Sklerose, da sie selbst seit 1994 daran erkrankt ist: Dies macht das Buch so authentisch!

ISBN-10: 3746088445, 9,99.-

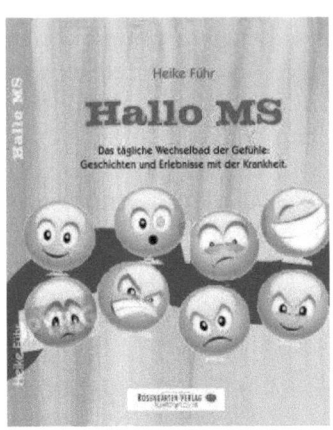

HALLO MS

MS: 2 Buchstaben, die eine vermeintlich geordnete Welt von heute auf morgen auf den Kopf stellen". So beschreibt Heike Führ den Tag ihrer Diagnosestellung. Wie sie ihren Alltag mit einer solch tückischen und bis lang noch unheilbaren Krankheit meistert, beschreibt sie vor allem mit viel Humor und reflektiert in einer gelungenen Mischung aus Problematisierung und Relativierung. Nie werden die Herausforderungen der Krankheit geleugnet und doch triumphiert immer ihr optimistischer Kampfgeist und zeigt eindrucksvoll und selbstkritisch ihren eigenen Weg der Lebensfreude. Die Autorin weigert sich zu resignieren und erzählt ihre kleinen Alltagsfreuden, gespickt mit den Unwägbarkeiten, die durch ihre MS-Symptome unweigerlich dabei sind. "Hallo MS": nicht mehr, nicht weniger. Ein Buch, das Mut macht und Hoffnung weckt, das Anteilnahme authentisch vermittelt, Hilfestellung für den Alltag gibt und sowohl Betroffenen, als auch Angehörigen einen Einblick in die emotionale Verfassung eines chronisch kranken Menschen bietet, Ängste und Sorgen aufzeigt, aber dabei immer nach vorne schaut und niemals vor Selbstmitleid trieft. Kurzweilig und sehr alltagsnah - somit für Jedermann interessant.

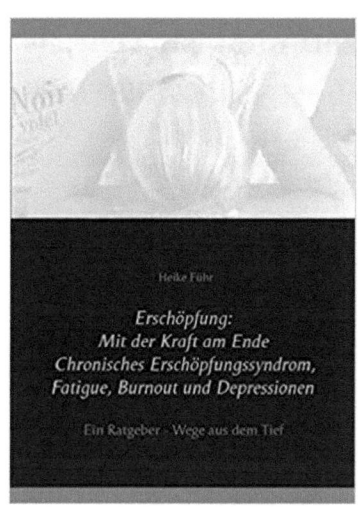

Erschöpfung: Mit der Kraft am Ende Chronisches Erschöpfungssyndrom, Fatigue, Burnout und Depressionen: Ein Ratgeber - Wege aus dem Tief

Müde, erschöpft und ausgelaugt? Erschöpfung ist ein häufig auftretendes Symptom, das viele Ursachen haben kann.

Meist tritt Erschöpfung vorübergehend auf - doch was kann man tun, wenn die Beschwerden länger anhalten und über eine "allgemeine Schlappheit/Energielosigkeit" hinausgehen?

Erschöpfung kann auch als Symptom von Erkrankungen auftreten. Woran erkennt man diese? Und was kann man dagegen unternehmen? Die erfolgreiche Bloggerin & Autorin gibt Infos, Tipps, Texte & Impressionen über CFS, Burnout, Depressionen, Fatigue und Erschöpfung!

Die Autorin berichtet u.A. authentisch über die grenzenlose Erschöpfung/Fatigue, da sie selbst an MS erkrankt ist, die Fatigue ihr Hauptsymptom darstellt und sie viele Kontakte zu chronisch Kranken hat!

180 Seiten, 9,99€

Intimität ist mehr als Sex –
Wenn SEX zur Nervensache wird…

Kaum ein Gebiet ist so intim, Scham – und Angstbesetzt, wie die eigene und die Paar-Sexualität. Und kaum etwas anderes in einer Beziehung macht uns so verletzlich. Dabei ist Sexualität eine wundervolle Möglichkeit, Nähe zum geliebten Partner herzustellen und zu halten, oder in schwierigen Lebensphasen nicht den „Kontakt" zueinander zu verlieren. Aber besonders wenn ein Paar mit der Diagnose einer chronischen Erkrankung, wie z. B. MS, konfrontiert wird, versteht man, wie wichtig es ist, sich gegenseitig zu begreifen. Hier hilft die Autorin mit Ratschlägen, die sie auf Grund vieler Recherchen und Interviews mit an „Multipler Sklerose" - Erkrankten führte. Aber auch für Singles hält die Autorin Vorschläge bereit! Alltagsnah und somit sowohl für „Gesunde" als auch für chronisch Kranke, ist dieses Buch ein Begleiter in Sachen Sexualität. Behutsam wird der Fokus auf das gegenseitige Verstehen und Vertrauen gelenkt und zeigt Gesprächs-Formen auf. Ein kurzweiliger und lebensnaher kleiner Ratgeber, der in keinem Haushalt fehlen sollte.

Taschenbuch: 68 Seiten - Verlag: Books on Demand; Auflage: 1 (24. September 2014) - ISBN-10: 3735793991

Die Reise zum Glück – Der Weg ist das Ziel

Ein Buch für alle Sinne – zum Anschauen und Genießen, zum Verstehen und Lernen.

Der Weg zum Glück –nicht als Wettbewerb, sondern mit Freude und Achtung der eigenen Persönlichkeit.

Dass Glücksempfinden auch mit einer chronischen Erkrankung möglich ist, zeigt Autorin Heike Führ noch zusätzlich mit liebevoll gestalteten Bildern, Zitaten, Texten und vielen wissenschaftlichen Recherchen auf.

Ein Buch für Gesunde ebenso wie für Gehandicapte – Entspannung pur, viele Anregungen und Tipps.

„Der Weg ist das Ziel" könnte das Motto des Buches sein – geht es eigentlich nur um das wahrnehmen der kleinen großen Dinge im Leben.

Buchdaten:
„Die Reise zum Glück"
204 Seiten (z. Teil farbig) / Verlag: BoD / ISBN: 9-783739-200897

Das Buch ist eine Fortsetzung des Buches „Die Reise zum Glück", ist aber ebenso getrennt davon lesbar. Es zeigt Wege auf, wie man zu sich selbst findet, sein Selbstbewusstsein stärkt und somit offen für das HOFFEN wird. Die Autorin setzt sich auf vielen Ebenen mit dem Thema Hoffnung auseinander und so ist ein Werk zum Lernen, Genießen und Anschauen entstanden, gewürzt mit vielen fachlichen Infos. Ein Buch für alle Sinne, optimistisch und zukunftsorientiert. Es ist für Gesunde ebenso wie für Gehandicapte geeignet. Entspannung und Bewusstwerden - Das ist das Ziel des Buches. Dafür sorgen Zitate, Energiebilder, eigene Texte und viele Impressionen.

148 Seiten
ISBN 978-3-7431-0181-4

UNSICHTBARE Symptome

Nach dem erfolgreichen Erstlingswerk „Hallo MS" und dem kleinen Ratgeber „SEXUALITÄT/Tipps bei chronischen Erkrankungen", nimmt sich die Autorin diesmal den „UNSICHTBAREN SYMPTOMEN" der MS (Multiple Sklerose) an. Sätze wie „Du siehst gar nicht krank aus!", oder gut gemeinte Ratschläge, wie „Du musst Dich nur mal ordentlich ausschlafen", kann kein ernsthaft Erkrankter mehr hören. Heike Führ erklärt anschaulich die unsichtbaren Symptome der MS. Ihre Texte sind voller Emotionen, Optimismus, Lebensmut und auch Sarkasmus geschrieben. Sie beschreiben sowohl Betroffenen, als auch Angehörigen in aller Deutlichkeit, warum nicht sichtbare Symptome ebenfalls ein ernstzunehmendes Problem darstellen. Außerdem zeigt sie auf, wie kränkend es für Betroffene ist, wenn man diese Symptome nicht wahrnimmt und ihnen vor allem keinen Glauben schenkt. Nicht nur für MS`ler und Außenstehende, auch für viele andere chronisch Kranke ist dieses Buch Balsam auf der Seele.

Taschenbuch: 84 Seiten - Verlag: Books on Demand; Auflage: 1 (22. Januar 2015) - ISBN-10: 3734755646

„Alltags-Tipps in vielerlei Hinsicht – das ist die Intention des Buches. Je nach Verlauf und je nach Ausprägung der „tausend Gesichter" der MS wird sich auch der jeweilige Alltag gestalten. Die routinierte Autorin gibt praktische Tipps zu Hilfsmitteln oder Alltags-Situationen ebenso, wie sie mit fachlichen Infos zur Seite steht. Ein Buch zum Lernen und auch Zurücklehnen, zum Schmunzeln und sehr hilfreich mit all den vielfältigen Anregungen. Für MS`ler ist es ebenso geeignet, wie auch für andere körperlich Behinderte.

Lebensnahe auf die Praxis bezogene Tipps bilden den Hauptteil. Sie rundet all dies mit ihren authentischen Texten rund um Behinderungen, wie beispielsweise Multiple Sklerose, ab und hilft damit sowohl Betroffenen, als auch Angehörigen enorm."

Buchdaten:
Autorin: Heike Führ
„Alltags-Tipps bei Multiple Sklerose"
Verlag: BoD, 128 Seiten
ISBN: 9783739224664
Euro: 7,99.-

Fachbegriffe bei MS:

Dieses Büchlein ist ein Wegweiser durch den Dschungel der medizinischen Fachbegriffe und vor allem durch das Chaos der komplizierten Ausdrücke rund um Multiple Sklerose (MS). Aber auch viele andere chronisch Kranke werden hier ein sehr hilfreiches Nachschlagewerk finden.

Manchmal ist es einfacher, schneller und unkomplizierter, ein kompaktes Büchlein in der Hand zu halten, als sich durch viele verschiedene Bücher oder das Internet zu kämpfen. Deshalb ist das Buch einfach nur als Nachschlagewerk gedacht und befasst sich mit den gängigsten Begriffen rund um die MS. Von medizinischen Wörtern über psychologische Fachbegriffe und sonstige Therapien. Am Ende ließ es sich die Autorin nicht nehmen, noch einmal ein paar eigene Texte hinzu zu fügen. Diese passen perfekt zu ihrem 1. MS-Buch "Hallo MS", das ebenfalls im Rosengarten-Verlag erschienen ist. Außerdem passt dieses Lexikon der Fachbegriffe zu jedem anderen MS-Buch und ergänzt sie um ein Vielfaches.

Taschenbuch: 88 Seiten - Verlag: A.S. Rosengarten-Verlag; Auflage: 1. (3. April 2015) - ISBN-10: 3945015162

Smiley erklärt Kindern MS

Der komplette Erlös geht an den Tierschutzverein Santorini e.V.

Taschenbuch: 48 Seiten - Verlag: Books on Demand; Auflage: 1 (24. Februar 2015) - ISBN-10: 373476730X

Wieso ist meine Mama immer so müde?
Smiley bellt HALLO MS und Fatigue

ISBN-10: 3743111608

EURO: 5,99.-

Fragen & Antworten rund um die MS:
Multiple Sklerose einfach erklärt

Die routinierte und erfahrene MS-Bloggerin und Autorin Heike Führ kennt aus unzähligen Gesprächen mit Betroffenen und deren Angehörigen die häufigsten Fragen, die sich zu Beginn einer MS-Diagnose oder im Laufe der Erkrankung auftun.

Und nicht nur Neuerkrankte fühlen sich unsicher - sogar „alte MS-Hasen" stehen immer wieder einmal vor Fragen und können sich ihre Symptome nicht erklären. MS ist die „Krankheit der 1000 Gesichter" und deshalb kann man, selbst wenn man jahrzehntelang MS hat, plötzlich einem neuen Symptom gegenüberstehen oder durch andere Umstände verunsichert sein.

Dieses Buch hilft im Alltag mit MS, beleuchtet alle wichtigen Sachverhalte rund um die MS und bereichert mit Grafiken und den gewohnt humorvollen, deutlichen und sehr authentischen Texten der Autorin, die selbst seit 1994 an MS erkrankt ist.

Was Sie schon immer über MS wissen wollten? Hier finden Sie es!

ISBN-10: 3744883477
EURO: 9,99.-

JUVENILE MS / Kinder mit MS
ISBN: 9 783739 228792

SMILEY – der kleine Frechdachs mag nicht duschen
108 z.T. farbige Seiten
ISBN 978-3-7392-4325-2

„Der Tanz durchs Leben"
284 zum Teil farbige Seiten
Verlag: BoD
ISBN 9783842350564

FREUNDSCHAFT
164 Seiten
ISBN 978-3-7412-3810-9

GEDÄCHTNIS-Störungen / Kognitive Leistungsstörungen bei MS
152 Seiten
ISBN 978-3-8482-2160-8

LOW CARB für UNTERWEGS
84 Seiten, ISBN 978-3-7386-1713-9

LOW CARB VEGETARISCH & schnell
92 Seiten, ISBN 978-3-7412-7127-4

LOW CARB Kuchen, Gebäck, Pralinen & Torten: Süßes: lecker und einfach!
84 Seiten, ISBN-10: 3743190575

Viele weitere Bücher gibt's auf https//:.multiple-arts.com/shop